SHINJI SAKAZUME

LA MAGIA DE LAS SENTADILLAS

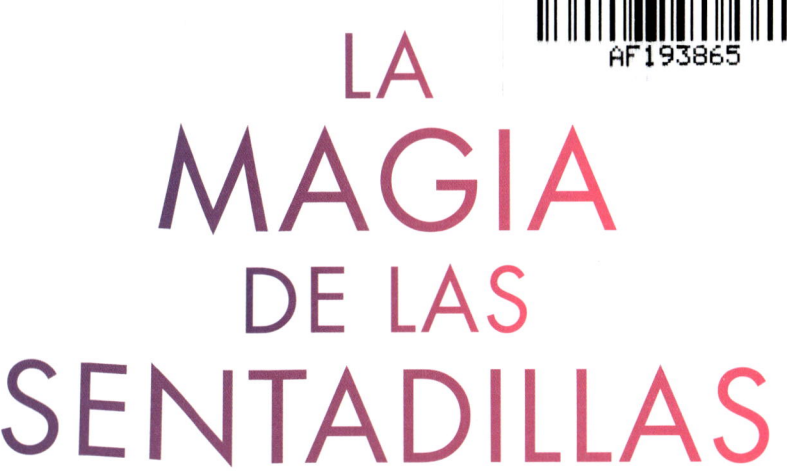

Rejuvenece tu cuerpo y estiliza
las piernas en menos de
3 minutos al día

Traducción de
Makoto Morinaga

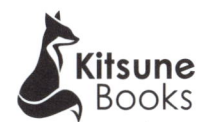

Kitsune
Books

Primera edición: enero de 2025
Título original: *World's Best Squats for Losing Weight*
Publicado originalmente en japonés por NIHONBUNGEISHA Co., Ltd.
Los derechos de traducción se han gestionado con NIHONBUNGEISHA Co., Ltd. a través de Digital Catapult Inc., Tokio (Japón).

© NIHONBUNGEISHA, 2017
© de la traducción, Makoto Morinaga, 2025
© de esta edición, Futurbox Project S. L., 2025
Todos los derechos reservados, incluido el derecho de reproducción total o parcial.
Originally published in Japan in 2017 by NIHONBUNGEISHA Co., Ltd.
Spanish translation rights arranged with NIHONBUNGEISHA Co., Ltd. through Digital Catapult Inc.

Créditos del personal de la edición original en japonés:
Ilustraciones: Kei Nikosupyder
Modelos: Noriko Ohashi (SPACECRAFT) Teruhiro Imamura (GIG MANAGEMENT JAPAN)
Fotografía: Norihito Amano (NIHONBUNGEISHA)
Vestuario: Easyoga

Diseño de cubierta: Taller de los Libros
Corrección: Gemma Benavent, Susana Herman

Publicado por Kitsune Books
C/ Roger de la Flor n.º 49, escalera B, entresuelo, oficina 10
08013, Barcelona
www.kitsunebooks.org

ISBN: 978-84-10164-26-0
THEMA: VFMG
Depósito legal: B 288-2025
Preimpresión: Taller de los Libros
Impresión y encuadernación: Grafilur
Impreso en España – *Printed in Spain*

ÍNDICE

Las sentadillas
son la solución definitiva

Con frecuencia, mis alumnos y los periodistas que me entrevistan me preguntan cuál es, en mi opinión, el ejercicio por antonomasia o que nunca debe faltar en una rutina, a lo que siempre respondo, sin vacilación, que las sentadillas.

He diseñado programas de entrenamiento para muchos alumnos con necesidades muy diferentes: bajar de peso, verse más atractivos, prevenir el síndrome metabólico, ponerse en forma después de una lesión o enfermedad, por salud, para mejorar el rendimiento atlético… Y las sentadillas formaban parte de sus programas. Yo también hago dos sesiones de una hora por semana para cuidar mi salud, mi forma física y mi figura, y a lo que más tiempo dedico es a las sentadillas. Los días que tengo poco tiempo debido a mis compromisos laborales, son el único ejercicio de mi rutina que mantengo.

Te estarás preguntando qué tienen las sentadillas, orientadas a fortalecer el tren inferior, para ser tan imprescindibles y fundamentales, a diferencia de las flexiones para el tren superior o los diferentes ejercicios abdominales para ejercitar el tronco. La respuesta es sencilla y clara.

En el tren inferior se concentra entre el 60 y el 70% de la masa muscular total de nuestro cuerpo, dividida entre los glúteos, los muslos y las pantorrillas. Los músculos se desarrollan y aumentan su volumen en función de las necesidades, lo cual es evidente si comparamos distintos tipos de mamíferos como el mono, el oso marino ártico y el ser humano. Los monos se desplazan colgándose de los árboles, por lo que los músculos de su tren superior están más desarrollados, mientras que los osos marinos lo hacen bajo el agua, así que los músculos de su tren inferior son los que más trabajan.

Los seres humanos caminamos sobre dos piernas, lo que quiere decir que buena parte de nuestra masa muscular se concentra en la mitad inferior del cuerpo. Sin embargo, nuestra masa muscular disminuye paulatinamente una vez superada la veintena, alrededor de un 0,5 y un 1 % al año. Si a los veinte años la masa muscular está en su plenitud (100 %), a los cincuenta disminuye al 80 %, y a los ochenta años está al 50 %. La principal causa de los cambios que experimenta la figura es la reducción de la masa muscular, que va ligada a un aumento de la grasa, algo a lo que somos propensos una vez pasamos la veintena.

No obstante, hay un ejercicio que hará magia en tu cuerpo si le dedicas tan solo tres minutos al día: las sentadillas. Te resultará más fácil levantarte, caminar y subir escaleras; sentirás que la temperatura de tu cuerpo es más elevada, por lo que la rigidez muscular y la sensación de frío desaparecen; y, pasado un tiempo, percibirás la pérdida de grasa corporal y la redefinición de tu figura. Pero no vale con hacer sentadillas a ciegas. Si las haces de forma incorrecta, no solo no obtendrás resultados, sino que, además, podrías provocarte lesiones al forzar las rodillas y la espalda.

En este libro te explicaré cómo hacer la sentadilla de forma segura, eficaz y correcta, e ilustraré las explicaciones con imágenes e indicaré la intensidad y las repeticiones que debes hacer.

¡Anímate a probar las sentadillas y consigue unos resultados increíbles sin dejarte la vida en ello!

Shinji Sakazume
Fundador de Sport & Science

Hazlas
1 vez cada
3 días

Las sentadillas son el únⁱco ejercicio que evita el efecto rebote

Las sentadillas no tienen nada que ver con las rutinas deportivas cansadas, aburridas e interminables que conoces. Este programa combina la fisiología, la nutrición y el entrenamiento físico de forma que, con dedicarle tres minutos dos o tres días a la semana, se logran resultados en muy poco tiempo.

¿Sientes que todo el tiempo, dinero y esfuerzo que has invertido hasta ahora en dietas no te ha servido para nada más que perder masa muscular y que te cueste adelgazar? Para salir de ese círculo vicioso necesitas aprender los ejercicios adecuados y adquirir unas pautas dietéticas saludables. ¡Consigue el cuerpo tonificado que siempre has deseado y otros muchos beneficios saludables con las sentadillas!

¡Sin
efecto
rebote!

Perderás
peso de
una vez por
todas

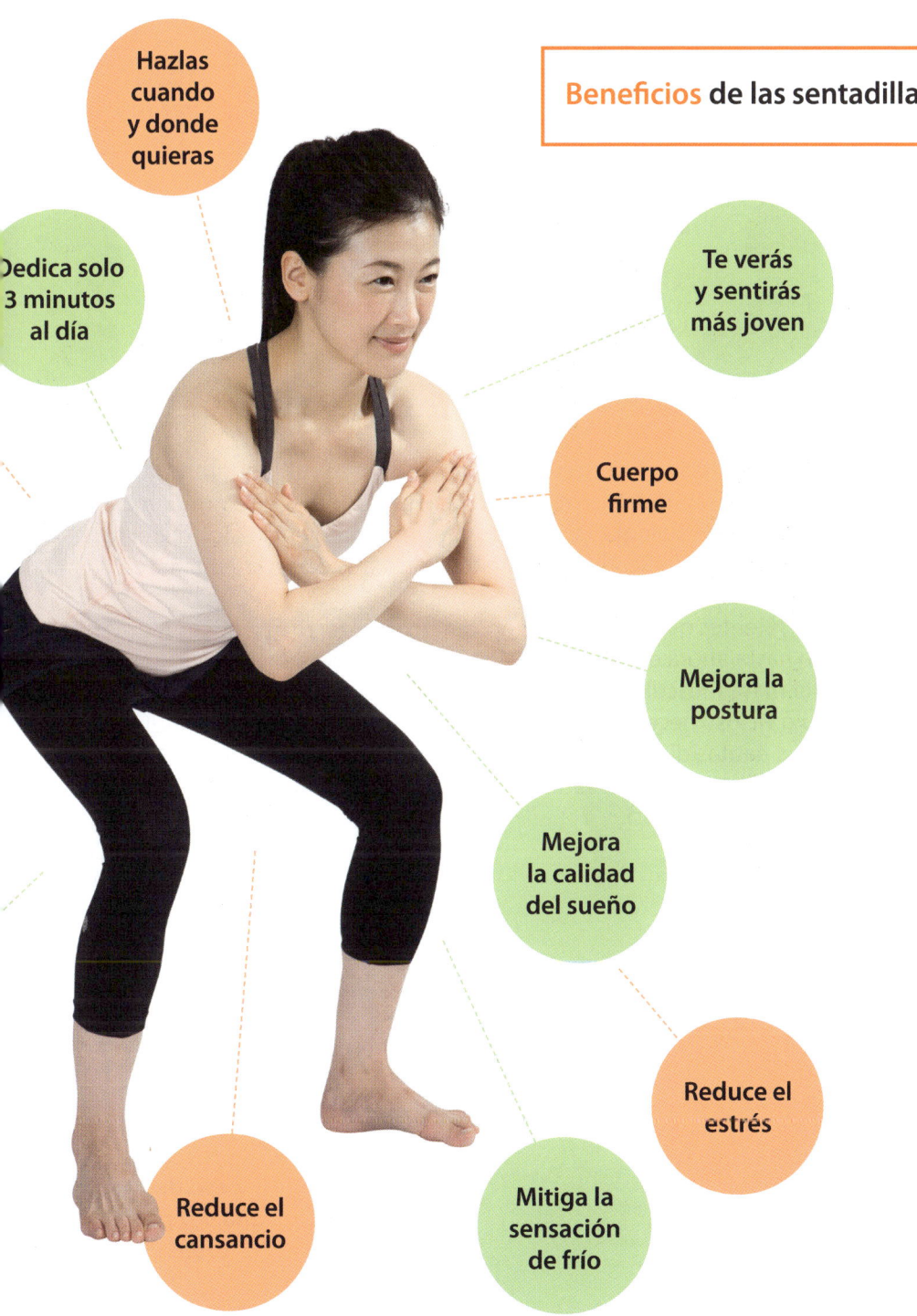

Hazlas cuando y donde quieras

Dedica solo 3 minutos al día

Beneficios de las sentadillas

Te verás y sentirás más joven

Cuerpo firme

Mejora la postura

Mejora la calidad del sueño

Reduce el estrés

Reduce el cansancio

Mitiga la sensación de frío

El programa de 4 semanas que

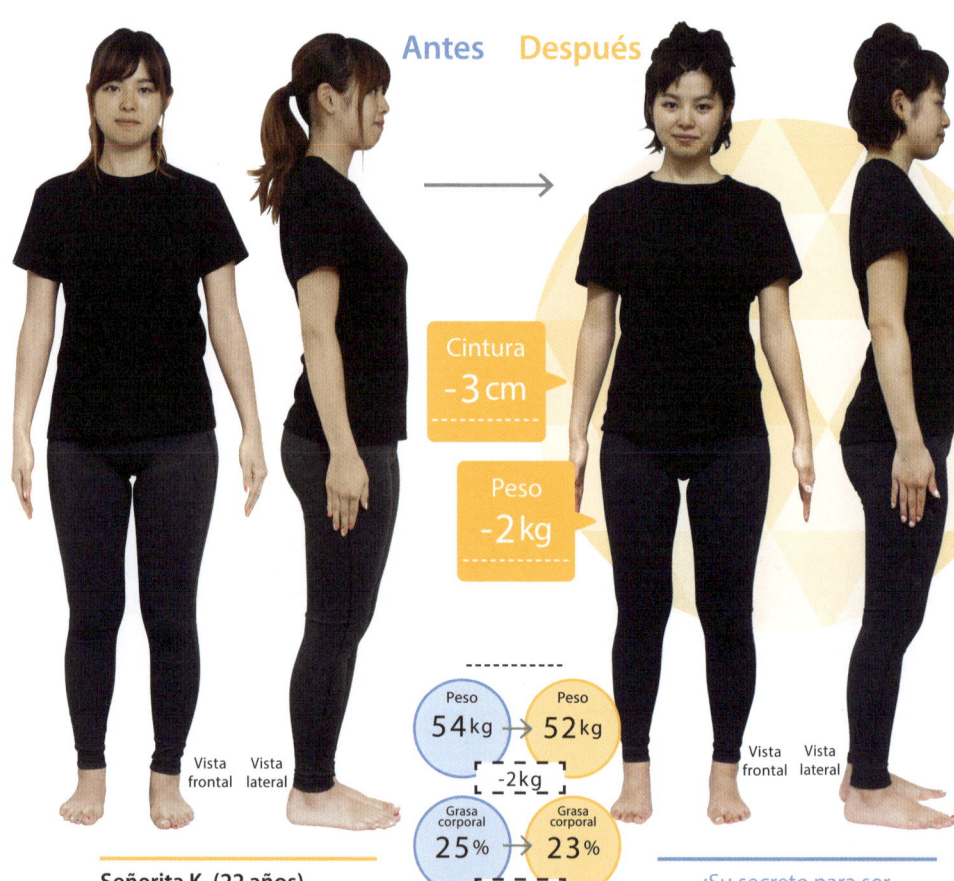

Antes   Después

Cintura
-3 cm

Peso
-2 kg

Vista frontal Vista lateral

Vista frontal Vista lateral

	Antes		Después	
Peso	54 kg	→	52 kg	-2 kg
Grasa corporal	25 %	→	23 %	-2 %
Cintura	72 cm	→	69 cm	-3 cm
Caderas	95 cm	→	93 cm	-2 cm
Muslo	55 cm	→	53,5 cm	-1,5 cm

Señorita K. (22 años)
Objetivo: ¡Quiero volver al peso que tenía cuando era adolescente!

Pautas dietéticas que más la ayudaron:

Bebí más agua que de costumbre, preparé pasta con setas usando fideos de *konjac* y comí muchas setas y algas. Lo más difícil fue comer carne y pescado en todas las comidas de la cuarta semana, así que intenté ser creativa incorporando alimentos congelados.

¡Su secreto para ser constante fue establecer una hora a la que hacer ejercicio todos los días!

Después de probar el programa de 4 semanas

Compartí con mis compañeras que todos los días dedicaría un ratito a hacer sentadillas, algo de cardio y estiramientos a partir de las cuatro de la tarde en el trabajo y varias se unieron. ¡Así es más divertido y fácil engancharse a la rutina! Ese pequeño descanso de tres minutos del trabajo de oficina ha supuesto una gran diferencia.

cambiará tu cuerpo mágicamente

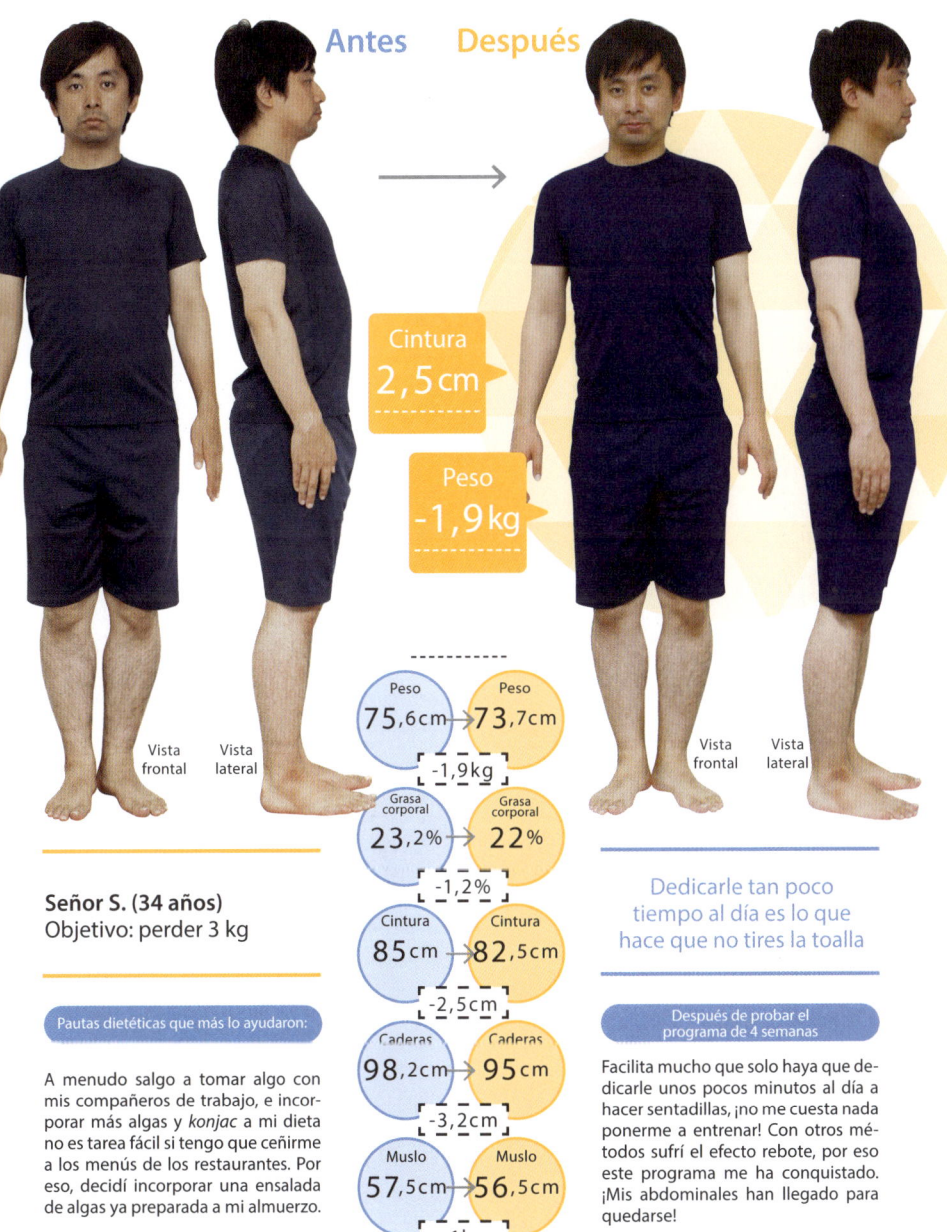

Antes   **Después**

Cintura
2,5 cm

Peso
-1,9 kg

Vista frontal   Vista lateral

Vista frontal   Vista lateral

Peso **75,6** cm	Peso **73,7** cm
-1,9 kg	
Grasa corporal **23,2** %	Grasa corporal **22** %
-1,2 %	
Cintura **85** cm	Cintura **82,5** cm
-2,5 cm	
Caderas **98,2** cm	Caderas **95** cm
-3,2 cm	
Muslo **57,5** cm	Muslo **56,5** cm
-1 kg	

Señor S. (34 años)
Objetivo: perder 3 kg

Pautas dietéticas que más lo ayudaron:

A menudo salgo a tomar algo con mis compañeros de trabajo, e incorporar más algas y *konjac* a mi dieta no es tarea fácil si tengo que ceñirme a los menús de los restaurantes. Por eso, decidí incorporar una ensalada de algas ya preparada a mi almuerzo.

Dedicarle tan poco tiempo al día es lo que hace que no tires la toalla

Después de probar el programa de 4 semanas

Facilita mucho que solo haya que dedicarle unos pocos minutos al día a hacer sentadillas, ¡no me cuesta nada ponerme a entrenar! Con otros métodos sufrí el efecto rebote, por eso este programa me ha conquistado. ¡Mis abdominales han llegado para quedarse!

¡Conoce a quienes probaron las sentadillas…

Importa más la ejecución que la frecuencia

Gané más de 20 kilos durante el embarazo y decidí adelgazar para recuperar la figura. Mi motivación era volver a verme bien y continuar disfrutando de la vida junto a mi hija. Además de hacer sentadillas, seguí una rutina especial para madres y me dediqué a subir escaleras para bajar de peso. Ahora que he llegado a mi peso ideal, sigo haciendo sentadillas para mantenerme en forma. Si estoy muy ocupada, hago una serie de diez repeticiones y listo. Aunque son un ejercicio orientado a ganar musculatura en el tren inferior, he notado la pérdida de peso en todo el cuerpo. Este programa me sirvió para darme cuenta de que, para conseguir resultados, importa más cómo se hacen las sentadillas y no cuántas se hacen.

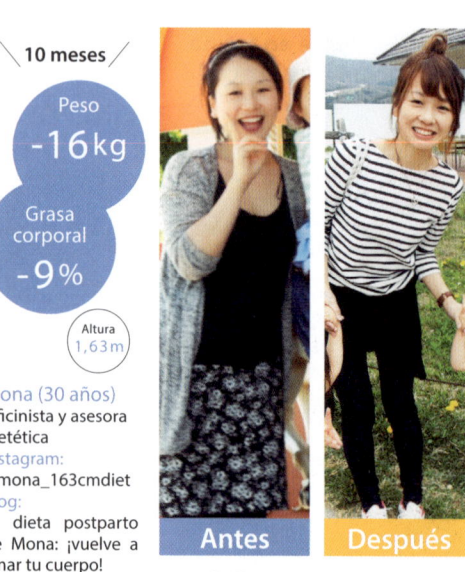

10 meses

Peso
-16kg

Grasa corporal
-9%

Altura
1,63m

Mona (30 años)
Oficinista y asesora dietética
Instagram:
@mona_163cmdiet
Blog:
La dieta postparto de Mona: ¡vuelve a amar tu cuerpo!
https://ameblo.jp/mona163cmdiet/

Antes | Después

65kg → 49kg

Pierde peso de una vez por todas

Antes era una persona que se pasaba todo el año probando dietas, pero ninguna era eficaz ni saludable. Pero las sentadillas, sumadas a otros ejercicios musculares y al cardio, me han ayudado a reducir grasa en piernas y espalda, zonas en las que me había sido imposible perder peso. Las sentadillas forman parte de mi vida; suelo hacer quince repeticiones mientras me cepillo los dientes, unas treinta mientras espero a que hierva el agua, ¡y así todo el día! Cada vez que tengo un ratito, hago sentadillas.

También me ayudó compartir mis progresos con unas amigas que hice por Instagram y que también están a dieta. Nos apoyamos mutuamente para que no se nos haga cuesta arriba.

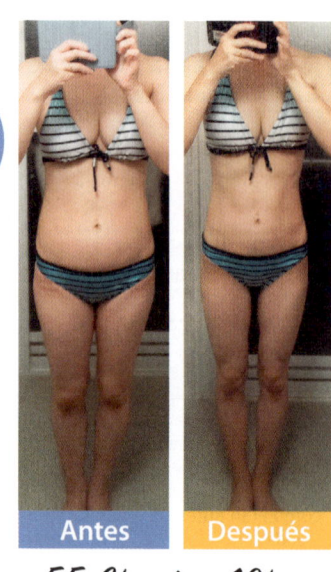

3 meses

Peso
-6,6kg

Grasa corporal
-8,5%

Altura
1,62m

Reemomo (42 años)
Ama de casa
Instagram:
@reemo.mo_d1et217

Antes | Después

55.6kg → 49kg

... y los milagrosos resultados que obtuvieron!

Mantente en forma con una sesión cada tres días

Me puse a dieta porque no me veía bien con el estilo de ropa que me gusta. También estaba harta de odiarme y no verme bien por estar gorda. Probé muchas dietas, pero el programa de 4 semanas fue el que cambió mi cuerpo de verdad. Sus sentadillas con zancada son realmente efectivas para trabajar la parte interna de las piernas. De este programa me gusta que se suda mucho dedicándole muy poco tiempo y lo fácil que resulta hacer los ejercicios en cualquier lugar y en cualquier momento. Para mantenerme en forma, hago una sesión de entrenamiento cada tres días y ¡así seguiré durante muchos años más!

10 meses

Peso
-19,1 kg

Grasa corporal
-16,8 %

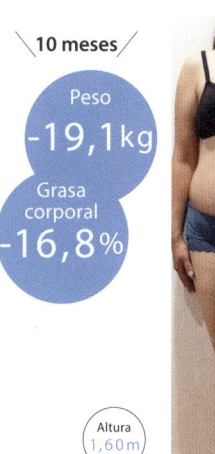

Altura
1,60 m

Natsu (34 años)
Ama de casa
Instagram:
@natsuchan_diet72

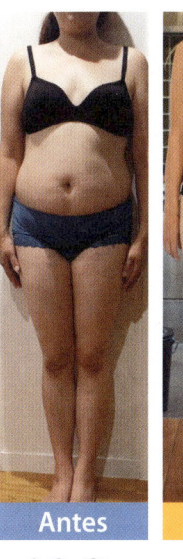
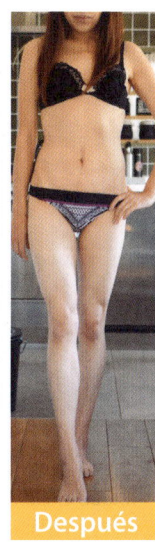

Antes **Después**

65,5 kg → 46,4 kg

Incorpora las sentadillas a tu día a día y reafirma tus glúteos

Seguí engordando después del parto, por lo que decidí ponerme a régimen. La foto del antes me la hice, en principio, para autocastigarme.

Aprendí que fortalecer los músculos del tren inferior me ayudaría a perder peso, por eso me centré en hacer sentadillas. Las dietas que restringen las comidas a ciertos alimentos me generaban efecto rebote; ahora pierdo peso de forma lenta, pero segura y sin privarme de nada. Las sentadillas con zancada me han ayudado a reducir los muslos, algo que creía imposible, y a que mis glúteos sean como eran antes de quedarme embarazada.

1 mes

Peso
-14,1 kg

Grasa corporal
-10 %

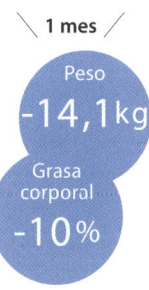

Altura
1,72 m

Utamama
(34 años)
Autónoma
Instagram:
@utamama210

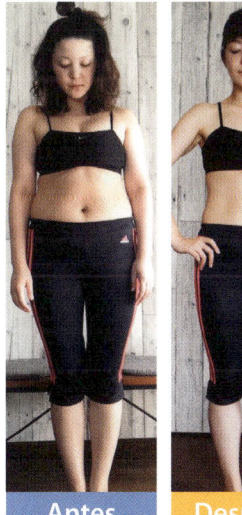

Antes **Después**

75,3 kg → 61,2 kg

¿Qué encontrarás en este libro?

BLOQUE 1

Nos adentraremos en los falsos mitos de las dietas y los secretos para perder peso de forma garantizada.

BLOQUE 2

Conocerás los aspectos que debes tener en cuenta a la hora de poner en práctica el programa de 4 semanas.

Incluye el calendario de seguimiento del programa de 4 semanas.

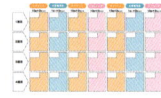

BLOQUE 3

Ahondaremos en la forma correcta de hacer una sentadilla, el pilar fundamental de este programa de entrenamiento.

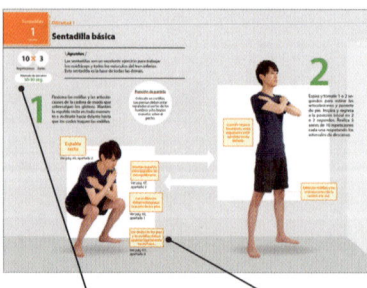

La sentadilla libre o básica, explicada en el Bloque 3, es el ejercicio por antonomasia y al que dedico este libro. Te lo explico con todo lujo de detalles a lo largo de cuatro páginas; asimila los puntos clave e interiorízalos corporalmente.

Respeta a rajatabla las repeticiones, series y la duración de los intervalos. (Ve a la pág. 52 si quieres saber más).

¡Lee las explicaciones de las notas! Te ayudarán a trabajar correctamente los músculos y a sacarles el máximo partido.

BLOQUE 4

Aquí encontrarás un plan de comidas de 4 semanas. ¡Complementar la rutina de ejercicios con una buena alimentación es la forma ideal de perder peso!

EL SECRETO PARA ADELGAZAR CON LAS SENTADILLAS

Antes de ponerte manos a la obra, hay una serie de nociones básicas que debes aprender. Cuando descubras por qué las sentadillas son tan eficaces, ¡no habrá quien te pare!

Un vientre plano se consigue trabajando el tren inferior, no los abdominales

Todos ansiamos tener una cintura marcada y unos abdominales definidos por la tendencia que presenta la zona abdominal a acumular grasa corporal. Existen muchos métodos para reducir el abdomen, desde los clásicos abdominales hasta las populares rutinas para fortalecer el *core* (torso), pero no dejan de ser ejercicios enfocados a perder peso de manera localizada.

Mucha gente cree que los abdominales son el ejercicio idóneo para adelgazar, guiados por la idea de que machacar sus músculos hasta la extenuación es signo de quemar grasa. Sin embargo, la masa muscular del tronco, donde se ubican los órganos internos y buena parte de la grasa corporal, es mucho menor en comparación con la del tren inferior, que es puro músculo, además de tener un gasto energético ínfimo. Por establecer una comparación, hacer abdominales para tonificar el vientre sería igual de efectivo que hacer flexiones para fortalecer los brazos.

Para perder peso es importante que las calorías consumidas superen a las ingeridas. Los músculos consumen energía y queman grasa, aunque no hagas ningún tipo de actividad física.

La forma más inteligente de perder peso y conseguir que tu cuerpo sea menos propenso al efecto rebote es aumentar la masa muscular entrenando el tren inferior, donde se concentra entre el 60 y el 70 % de la masa muscular total, y aumentar el consumo calórico. Si tu objetivo es lograr un vientre plano, lo que tienes que hacer son sentadillas y no abdominales.

Reparto de la masa muscular según la zona del cuerpo

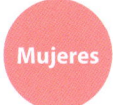 **Mujeres**
Tren superior: 15 % aprox.
Tronco: 15 % aprox.
Tren inferior: 70 % aprox.

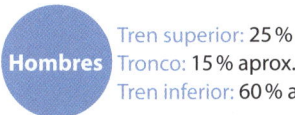 **Hombres**
Tren superior: 25 % aprox.
Tronco: 15 % aprox.
Tren inferior: 60 % aprox.

La forma más eficaz de perder peso es trabajando el tren inferior, donde se concentra entre el 60 y el 70 % de la masa muscular.

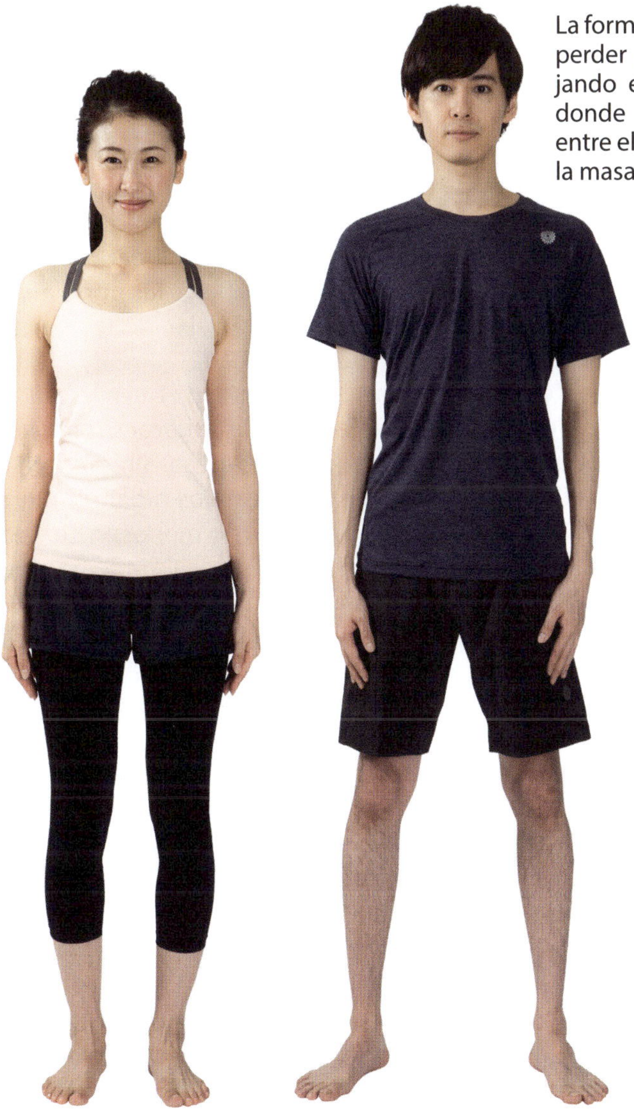

Los músculos del tren inferior se debilitan cuando alcanzamos la edad adulta

Durante la adolescencia, nuestro cuerpo segrega hormonas, entre ellas las del crecimiento, para estimular el desarrollo físico. Mediante este proceso natural, los músculos se desarrollan sin necesidad de practicar deporte. Gracias a los juegos y las clases de Educación Física incrementamos y desarrollamos la masa muscular, y si, además, formamos parte de un equipo deportivo, damos un estímulo extra a los músculos.

Sin embargo, nuestro desarrollo muscular alcanza su cénit cuando llegamos a la veintena, momento a partir del cual empieza a decrecer. A esto hay que sumarle los cambios en nuestra rutina derivados de la incorporación al mundo laboral. Los movimientos que implican a los músculos de la parte superior del cuerpo, como agarrar, sujetar y mover objetos, no se ven afectados, pero los músculos del tren inferior sí sufren una reducción drástica de su uso. Cuando se es estudiante, lo normal es subir una, dos o las plantas que sean hasta llegar al aula, pero ahora que trabajas seguro que usas el ascensor para subir o bajar siempre, aunque solo sea una planta. Y, por supuesto, prefieres usar las escaleras mecánicas y vas buscando asientos libres en el tren para sentarte. Seguro que más de una vez has pensado en ir en taxi a un sitio que está «aquí al lado» simplemente por falta de tiempo.

Con este estilo de vida, los músculos del tren inferior alcanzan un grado de deterioro inimaginable. Uno de los motivos por los que se tiende a ganar peso cuando se es adulto es la elevada ingesta de calorías en las reuniones sociales, aunque también puede suceder que ingieras las mismas calorías que cuando eras joven y, aun así, engordes. Esto se debe a la disminución de los niveles de hormonas del crecimiento que, sumado a los cambios que ha experimentado tu estilo de vida, provoca que los músculos del tren inferior mermen y tengas un menor gasto energético.

> **Los músculos del tren inferior se debilitan cuando entramos a formar parte de la población activa por los cambios en nuestra rutina**

Etapa estudiantil
• Usar las escaleras.
• Actividad física habitual.

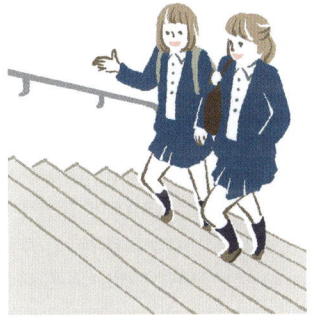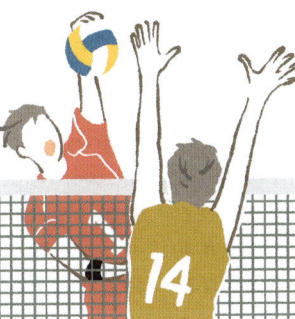

Vida laboral
• Pasar mucho tiempo sentado.
• Usar el ascensor y las escaleras mecánicas.

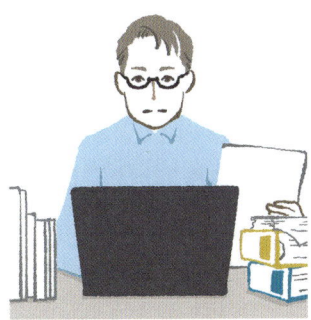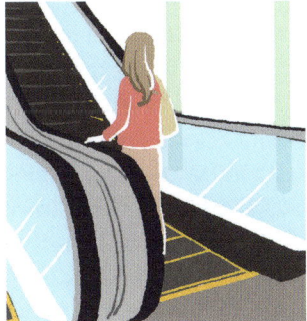

Si haces ejercicio aumentas tu metabolismo basal

Para perder peso, debes consumir más calorías que las que ingieres a través de los alimentos. A la hora de quemar calorías, tendemos a pensar en hacer ejercicio físico, pero dicha actividad solo representa entre el 15 y el 20 % de la energía total que consumimos. En cambio, el metabolismo basal consume alrededor de un 60 %, ya que este proceso es el encargado de mantener la temperatura corporal generando calor. Los músculos consumen energía incluso cuando no estás realizando una actividad física. Cada kilo de músculo de una persona consume unas 10 kcal al día, por lo que te resultará más fácil adelgazar sin hacer nada cuanta más masa muscular tengas.

Si eres una de esas personas que sigue un régimen alimenticio, debes saber que cuando se pierde peso no solo se pierde grasa, sino también masa muscular. Se puede bajar de peso restringiendo la alimentación, pero será un efecto pasajero, dado que el metabolismo basal se resentirá debido a la pérdida de músculo, lo que propiciará el efecto rebote e impedirá que pierdas peso.

Además, hay otro factor que debes tener en cuenta: la masa muscular disminuye a medida que envejecemos, por lo que, si tu intención es mantener tu metabolismo basal y reducir grasa corporal, es esencial que hagas ejercicio para mantener la masa muscular. Una de las clasificaciones de los músculos es la que los divide según si sus fibras son de contracción lenta o rápida. Las fibras que buscamos trabajar son las de contracción rápida, pues son las que tienden a deteriorarse con la edad y haciendo dieta. Gracias a las sentadillas, podrás ejercer una carga de trabajo adecuada en las fibras de contracción rápida con tan solo diez repeticiones.

Consumo calórico (Tasa metabólica)

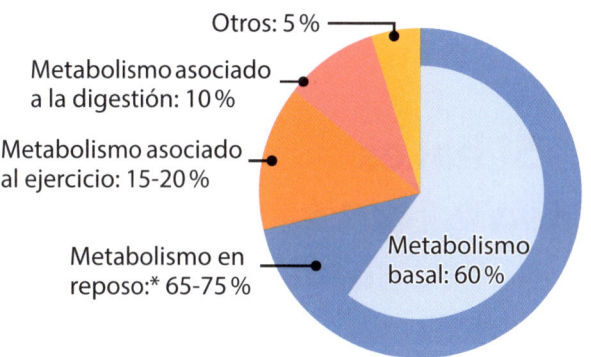

Otros: 5%

Metabolismo asociado a la digestión: 10%

Metabolismo asociado al ejercicio: 15-20%

Metabolismo en reposo:* 65-75%

Metabolismo basal: 60%

El 60% de la energía total que consumimos corresponde al metabolismo basal, que representa la mayor parte del metabolismo en reposo. El resto de energía se utiliza durante la actividad física y la digestión.

* Los métodos de medición para calcularlo son más laxos que los del metabolismo basal, pero suele ser superior en un 1,2%.

Estructura muscular

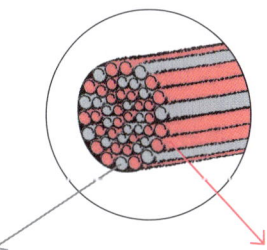

Músculo
Los músculos están formados por fibras musculares de contracción rápida (en blanco) y de contracción lenta (en rojo).

Fibras de contracción rápida
Su velocidad de contracción es elevada, por lo que pueden liberar una gran cantidad de energía de manera rápida y breve. Se fatigan con facilidad. Tienden a hipertrofiarse cuando se trabajan.

Fibras de contracción lenta
Tienen una mayor resistencia y se mantienen activas durante largos periodos de tiempo. No se hipertrofian con la actividad física.

Adelgazar por partes no es efectivo, pon a trabajar todo tu cuerpo con sentadillas

Es posible entrenar grupos musculares de una determinada parte del cuerpo, pero lo que no es posible es reducir la grasa corporal de una parte concreta, o lo que es lo mismo, «adelgazar por partes». La razón es obvia si se conoce cómo se descomponen los lípidos (o grasas). La adrenalina es una de las hormonas que ordenan a las células adiposas que descompongan los lípidos. Esta hormona llega a través del torrente sanguíneo a las células adiposas de todo el cuerpo y les ordena que conviertan los lípidos que tienen almacenados en energía. Por eso, es fisiológicamente imposible que la adrenalina actúe en la zona concreta del cuerpo que estamos trabajando físicamente.

No obstante, es cierto que cuanta más grasa haya en la zona que quieras reducir, más evidentes serán los resultados. El número de células adiposas de nuestro cuerpo viene determinado genéticamente y no varía, a menos que te sometas a una liposucción. Todas ellas cambian de tamaño a la vez en función de las instrucciones que les den las hormonas presentes en la sangre. La variación en el tamaño de estas células es lo que se percibe como un aumento o disminución de grasa. Cuando se adelgaza, las células adiposas de todo el cuerpo reducen su tamaño a la vez, pero se tiende a pensar erróneamente que solo merman en zonas donde se concentran más, como el vientre y las piernas, simplemente porque el cambio es mucho más visible en estas partes del cuerpo que en otras, donde la reducción es mucho menor.

Por lo tanto, si deseas lucir un vientre plano, debes reducir grasa en todo el cuerpo. Para ello, debes incrementar tu masa muscular y el metabolismo basal mediante ejercicios y controlar las calorías que ingieres en las comidas. Trabajando el tren inferior, donde se concentra más masa muscular, aumentarás tu gasto energético, reducirás la grasa corporal y conseguirás un vientre plano de una vez por todas.

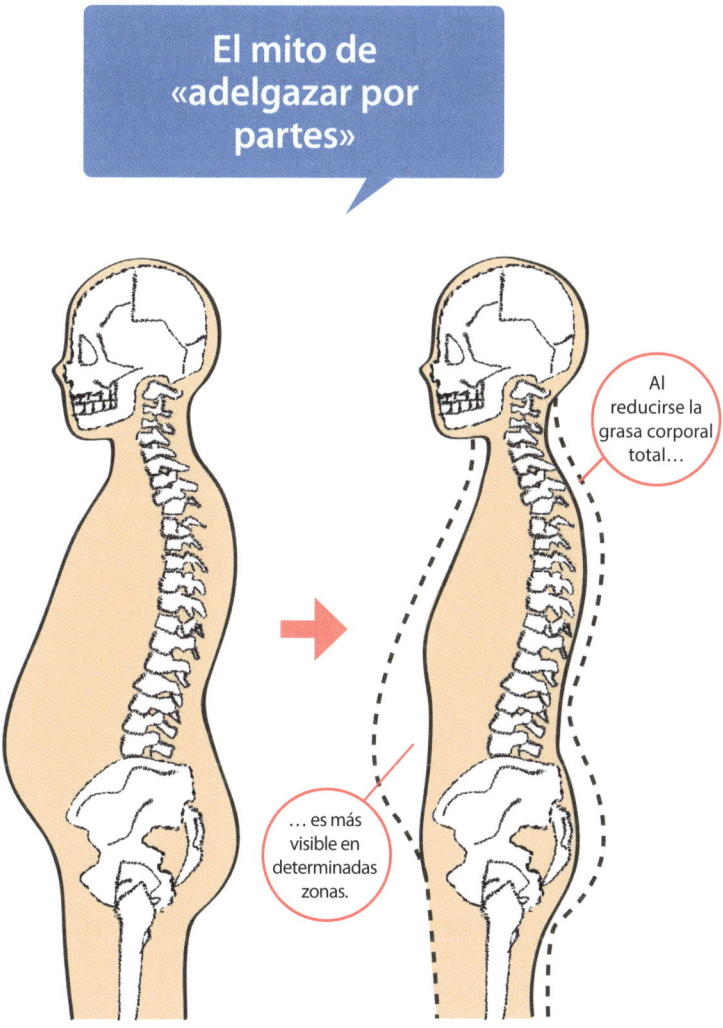

El mito de «adelgazar por partes»

Al reducirse la grasa corporal total…

… es más visible en determinadas zonas.

La grasa corporal se reduce por igual en todo el cuerpo, pero se tiende a suponer que la pérdida de grasa en zonas donde antes había una alta concentración se debe al ejercicio localizado.

Los desequilibrios físicos no provocan un aumento de peso y la corrección pélvica reduce la grasa corporal

Uno de los métodos más conocidos para peder peso, aunque de dudosa utilidad, es la osteopatía. La osteopatía recomienda masajes linfáticos y productos muy caros para corregir la rotación de la pelvis, motivo por el que puedes tener dificultades para perder peso aunque te esfuerces mucho. No es fisiológica ni médicamente posible que la rotación pélvica (causada por un desequilibrio postural) provoque variaciones de peso. De hecho, es normal que nuestro cuerpo presente desequilibrios. Las manos, por ejemplo, no son iguales en forma y tamaño; incluso los dedos son diferentes. Algunos de estos desequilibrios se desarrollan de forma natural para compensar otras disparidades. El hecho de ser diestro o zurdo, practicar deportes en los que se acostumbra al cuerpo a moverse de determinada manera y hábitos diarios, como agarrar el asa de una bolsa siempre con la misma mano o cruzar las piernas, también generan desequilibrios posturales. Si alguno de esos desequilibrios o hábitos nos causa dolores o fatiga, entonces ha llegado el momento de tomar cartas en el asunto y corregirlos.

Sin embargo, dichos desequilibrios pueden corregirse sin necesidad de comprar productos caros específicos para la pelvis. Tan solo necesitas repensar tu estilo de vida y realizar los ejercicios y estiramientos adecuados.

En tu rutina hay algo que falla, ya sean las comidas, picar entre horas o no hacer suficiente actividad física; alguna de estas cosas es lo que te ha llevado a ganar peso. De nada te servirá gastar tu tiempo y dinero en métodos de dudosa efectividad. Afrontar el problema es lo que te ayudará a deshacerte de esos kilos que quieres perder.

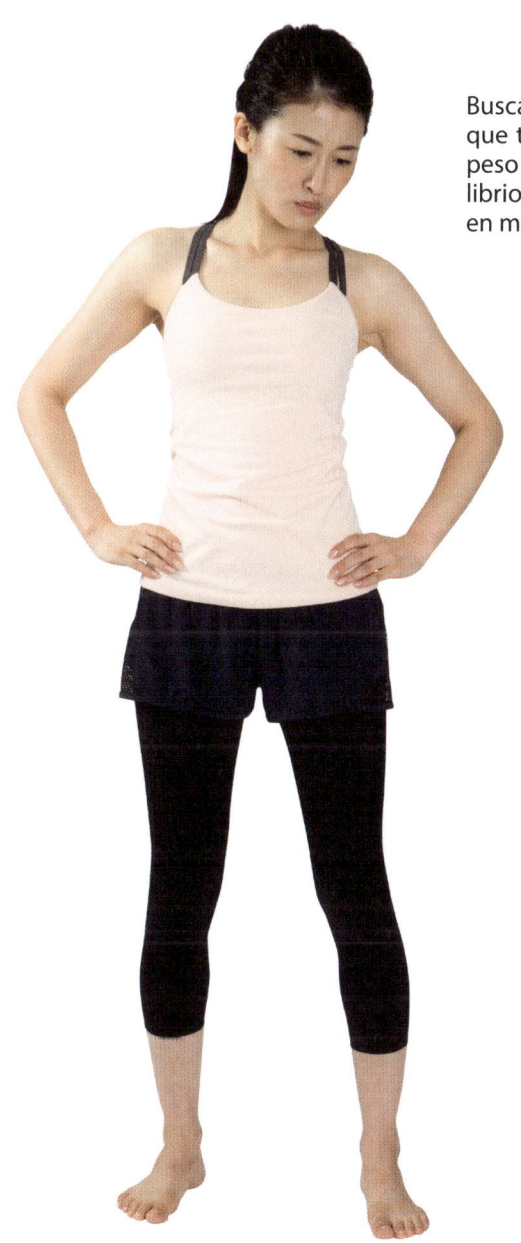

Busca y corrige las causas que te han llevado a ganar peso y a sufrir de desequilibrios posturales. No caigas en métodos dudosos.

¡No te dejes engañar! Tu cerebro recuerda solo lo que le interesa

Cuando leas o escuches que si aplicas tal método o haces tal cosa vas a lograr que tu cuerpo pase de tener una constitución con tendencia a acumular grasa a una con más facilidad para adelgazar, desconfía al instante. Hay quienes aseguran que comen lo justo y que engordan por beber agua, pero el agua no engorda.

¿Por qué hay personas que engordan sin comer y otras que no engordan por mucho que coman? La respuesta está en la costumbre que tiene el cerebro de recordar solo lo que le interesa. Por sorprendente que parezca, poca gente sabe con exactitud cuántas calorías ingiere. Te reto a que anotes lo que comes y bebes durante tres días y calcules las calorías totales. Las personas con tendencia a comer menos son más propensas a recordar cuándo se pasaron de la raya comiendo o las veces que picotearon, por eso creen que comen demasiado. Por otra parte, las personas que afirman engordar sin apenas comer suelen olvidar cuándo y qué han comido, ya que el tiempo que pasaron sin comer deja una huella más intensa en ellos.

No confíes en las dietas que dicen verdades a medias, como la de los hidratos de carbono, según la cual las proteínas y los lípidos no engordan, o que el alcohol no tiene calorías y puedes beber todo lo que quieras, o que puedes comer lo que te apetezca cuando te apetezca. La única verdad constatada es que, si ingieres más calorías de las que consumes, ganarás peso.

El peso no viene determinado por la constitución. Quienes poseen más masa muscular consumen más energía, es decir, calorías, razón por la cual les resulta más difícil ganar peso. Así de sencillo. Ejercitar los músculos será lo que te garantice tener un cuerpo poco propenso a engordar.

> ## Solo recuerdan los días en que pasaron hambre
>
> Las personas que afirman engordar sin comer nada están siendo engañadas por su cerebro. Apunta todo lo que comes y suma las calorías totales para saber objetivamente dónde puedes mejorar.

Personas con tendencia a ganar peso

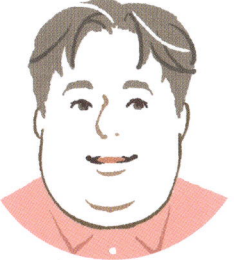

¡Soy de poco comer!

Suelen comer:
Chuletas al *curry*
Hamburguesa
Filete con patatas

Un día:
Apenas comen.

Recuerdan el día en que apenas comieron y pasaron hambre.

Personas con tendencia a estar delgadas

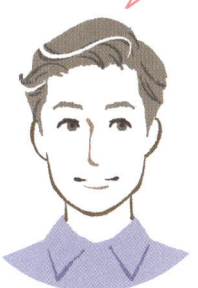

No gano ni un gramo, y eso que como sin parar.

Normalmente comen:
Muy poca cantidad y baja en calorías.

Un día:
Van a una barbacoa y comen hasta ponerse moradas.

Recuerdan aquel día en que comieron de más.

Los entrenamientos físicos no son duros ni agotadores. Hacer más repeticiones no te reportará ningún beneficio

Para perder peso con muy poco esfuerzo y sin sufrir el temido efecto rebote, debes vigilar tu alimentación y seguir una rutina de ejercicios. A la gente no le suele importar cuidar más su alimentación, pero cuando toca ponerse a hacer ejercicio… Cuesta. Las sesiones de entrenamiento parecen duras, agotadoras y dolorosas. Hay quienes dicen que no han logrado ver ningún resultado a pesar de llevar mucho tiempo entrenando, lo cual es comprensible, ya que incluso entrenadores y atletas profesionales caen en los mismos errores.

Lo normal es que, si entrenas todos los días y haces cien abdominales y cien flexiones, no obtengas ningún resultado. Lo ideal es hacer una única serie de diez repeticiones. Ya está. Al no cargar en exceso los músculos, los días que te apetezca o puedas, podrás hacer dos series con más de diez repeticiones cada una. Con hacer tres series cada dos o tres días será más que suficiente. Eso es todo el ejercicio que necesitas hacer para trabajar eficazmente tus músculos. Pensarás que diez repeticiones por serie es demasiado poco, pero lo verdaderamente perjudicial para ti es hacer una cantidad desorbitada de repeticiones que te llevarán a una peor ejecución del ejercicio, con las consecuencias que ello implica.

La clave de todo entrenamiento físico es la calidad y no la cantidad. Los músculos también necesitan descansar para desarrollarse, por lo que entrenar la misma zona del cuerpo todos los días no es tan efectivo como crees, pues puede provocar fatiga y lesiones.

Tus esfuerzos tampoco servirán de mucho si entrenas zonas con poco tejido muscular o con músculos más profundos, como el torso. El entrenamiento físico consiste en obtener unos resultados excelentes con muy poco esfuerzo. Eso sí, antes necesitas los conocimientos adecuados.

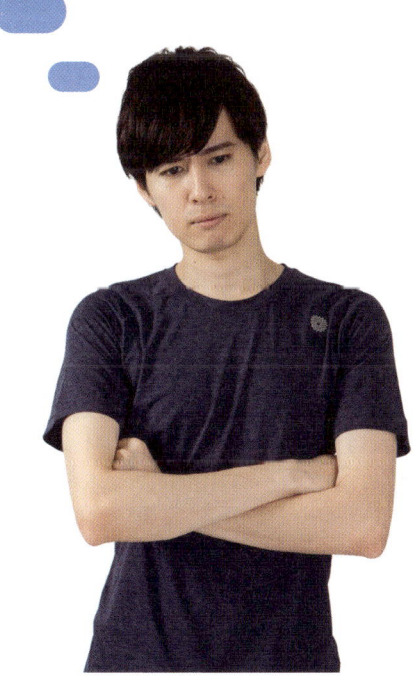

✗ Entrenar a diario.

✗ Hacer 100 abdominales y 100 flexiones.

✗ Intentar trabajar músculos profundos.

✗ Hacer abdominales es la mejor forma de perder peso.

✗ Levanta todo el peso que puedas.

Se pueden hacer cómodamente en casa y solo te llevarán 3 minutos

Lo más importante para que una dieta y un entrenamiento físico perduren en el tiempo es que no se te hagan cuesta arriba. Imagina que tienes que estudiar para un examen muy importante y te matas a estudiar; puede que aguantes tres días, una semana a lo sumo, pero te cansarás y lo dejarás antes de que llegue el día del examen. Con las rutinas de ejercicios pasa lo mismo; si te cansas demasiado deprisa, abandonarás antes de ver los resultados. Otro error muy frecuente en el que se suele caer es apuntarse a un club de *fitness* o un gimnasio. Los primeros días vas, derrochando motivación por doquier, pero luego no tienes tiempo para ir y el cobro de la cuota de socio se convierte en tu cruz mensual. A todos nos da pereza ir a un gimnasio, cambiarnos de ropa, hacer deporte, cansarnos…

¿Y si te dijera que no necesitas ir a un gimnasio o club deportivo para hacer tu rutina de sentadillas? Y no solo eso, sino que puedes hacerlas cuando y donde quieras, con la ropa que te apetezca, sin calzado ni materiales especiales. Se tarda menos de un minuto en hacer una serie de diez sentadillas a un ritmo lento, por lo que te llevará tres minutos completar tres series. Además, solo tendrás que hacerlas cada dos o tres días.

El mecanismo por el cual el cuerpo aumenta la masa muscular descansando en vez de entrenando todos los días se denomina supercompensación.

Si haces las sentadillas tal y como se explican en el Bloque 3, respetando el número de repeticiones e intervalos de descanso, lograrás aumentar tu masa muscular. No te costará tiempo ni dinero, solo necesitas un objetivo y motivación. Con tres minutos de entrenamiento, tonificarás tu cuerpo y te mantendrás en buena forma durante mucho tiempo.

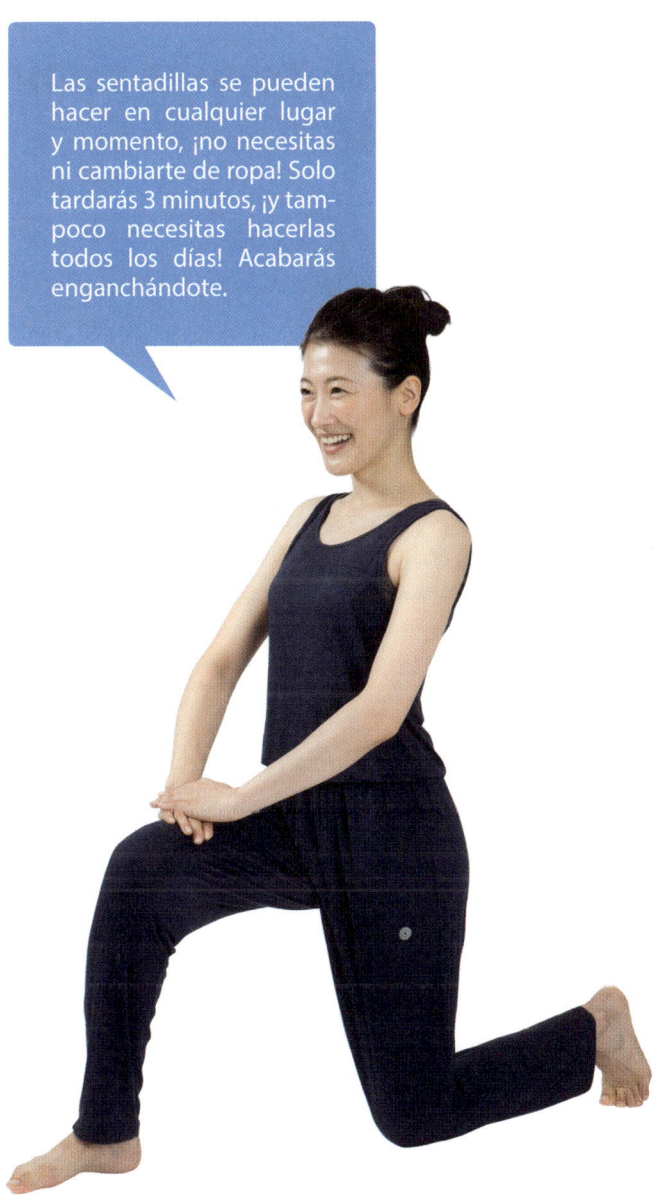

Las sentadillas se pueden hacer en cualquier lugar y momento, ¡no necesitas ni cambiarte de ropa! Solo tardarás 3 minutos, ¡y tampoco necesitas hacerlas todos los días! Acabarás enganchándote.

Una correcta alimentación y sentadillas: la combinación perfecta para bajar de peso en poco tiempo

Como ya he señalado en páginas anteriores, la regla de oro para perder peso es que consumas más calorías de las que ingieres. Las sentadillas son el ejercicio ideal para evitar la pérdida de músculo durante la dieta, pues ayudan a incrementar la masa muscular y el metabolismo basal, que, recordemos, consume grandes cantidades de energía. No obstante, si mantienes una ingesta de calorías alta, tardarás más en ver los resultados. Premiar tus sesiones de entrenamiento comiendo después un bollito no ayudará a que pierdas grasa corporal. Para evitar que tus esfuerzos sean en vano, debes cuidar tu alimentación y hacer hincapié en los picoteos y la hidratación.

Si una persona adulta quiere, por ejemplo, reducir su ingesta calórica en 500 kcal, basta con que reduzca a la mitad la cantidad de alimentos ingeridos en la cena; en cambio, si quiere quemarlas haciendo ejercicio, tendrá que correr una hora. Ahora que hemos establecido esta comparación, queda más claro por qué resulta más fácil reducir la ingesta de calorías que incrementar la actividad física. Si bien es cierto que se puede adelgazar siguiendo un régimen estricto, tampoco podemos restringirlo todo. Cuando el cuerpo anda falto de energía, libera unas hormonas que se encargan de descomponer la grasa, pero que también atacan a los músculos.

Sí, tus niveles de grasa aumentan al ingerir alimentos, pero los músculos necesitan ejercicio para poder desarrollarse. Si el método que sigues para adelgazar solo restringe la comida, irás perdiendo músculo. Es más, si acabas experimentando el efecto rebote, no solo no recuperarás masa muscular, sino que, además, el porcentaje de grasa aumentará proporcionalmente según la masa muscular que hayas perdido.

El objetivo de hacer dieta es reducir los niveles de grasa corporal, y, para ello, es esencial mantener en forma la musculatura. La forma más rápida para conseguir perder peso es acompañar la actividad física de una dieta saludable.

Actividad física

Es esencial hacer ejercicio para aumentar la masa muscular y el metabolismo basal. Combinando la actividad física con unas pautas dietéticas correctas, perderás peso en un abrir y cerrar de ojos.

Dieta saludable

Controla las calorías que ingieres, lo cual no quiere decir que dejes de comer. Recuerda, las dietas restrictivas pueden provocar una pérdida de masa muscular, y queremos evitarlo a toda costa.

Cuanto peor se te dé o menos te guste hacer deporte, mejor te irá con una rutina de ejercicios

En las reuniones de antiguos alumnos, esas que se hacen cada diez años, suelo coincidir con amigos que han cambiado tanto físicamente que me cuesta hasta reconocerlos. Son muchos los que, aunque se hayan tomado en serio el deporte, han ganado peso. La explicación es que, salvando la diferencia abismal existente entre el gasto calórico en la etapa escolar y la edad adulta, sus hábitos alimenticios siguen siendo los mismos que en aquel entonces. Incluso los que eran más deportistas y que nunca engordaban por más que comieran, han acabado con algún kilo de más al dejar de hacer deporte, pues están almacenando el exceso de energía que ingieren en forma de grasa.

Por su parte, las personas que no hacían deporte no sufrieron un cambio tan drástico en su cuerpo, pues ni su alimentación ni la actividad física variaron respecto a las que tenían en su época de estudiantes.

Es importante recordar que se pierde músculo con el paso del tiempo y que el metabolismo basal disminuye, al contrario que los niveles de grasa, que van en aumento, lo que puede desembocar fácilmente en una obesidad de peso normal (OPN).

A raíz de esto, ¿quién crees que puede aprender mejor un ejercicio y sacarle el máximo partido, alguien a quien se le dé bien hacer deporte o alguien a quien no?

Aquellas personas a las que se les dan bien los deportes tienden inconscientemente a mover su cuerpo siguiendo unos patrones lógicos, es decir, usando todos los músculos del cuerpo para distribuir la carga, pero esta lógica no es la apropiada para fortalecer los músculos que deseamos.

La clave para que la rutina de ejercicios sea eficaz es utilizar los músculos a trabajar sin caer en hábitos adquiridos. Las personas a las que no se les da bien el deporte o tienen poca experiencia entrenando son las que más se esfuerzan por recordar al milímetro cada paso del ejercicio para ejecutarlo bien. Si eres un deportista experimentado, no dejes que tus hábitos te frenen, ¡afronta este programa como si fueras un libro en blanco!

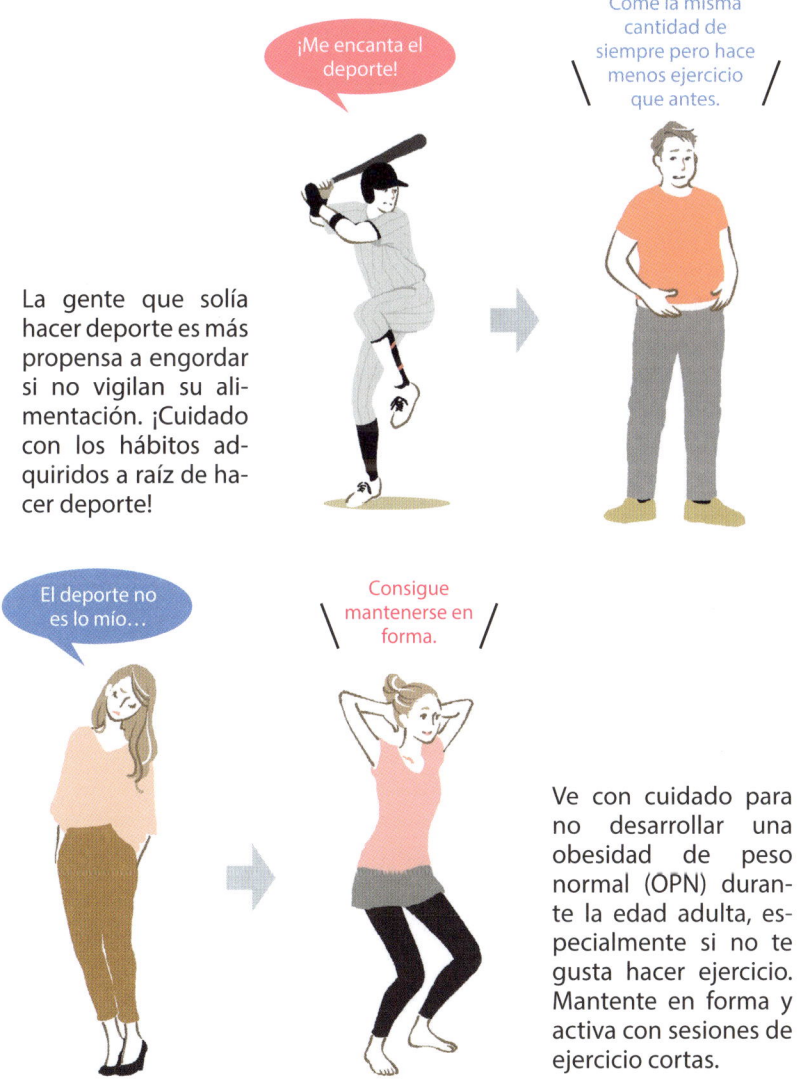

¡Me encanta el deporte!

Come la misma cantidad de siempre pero hace menos ejercicio que antes.

La gente que solía hacer deporte es más propensa a engordar si no vigilan su alimentación. ¡Cuidado con los hábitos adquiridos a raíz de hacer deporte!

El deporte no es lo mío…

Consigue mantenerse en forma.

Ve con cuidado para no desarrollar una obesidad de peso normal (OPN) durante la edad adulta, especialmente si no te gusta hacer ejercicio. Mantente en forma y activa con sesiones de ejercicio cortas.

Consigue un cuerpo tonificado y una espalda esbelta

Las sentadillas son el ejercicio perfecto para perder peso y mantener el tono muscular, lo que te garantiza lograr un cuerpo esbelto y tonificado. A diferencia de los ejercicios que haces a tu manera, seguir un método coherente te ayudará a obtener mejores resultados. El programa de 4 semanas que te propongo en este libro está enfocado específicamente a ayudarte a perder peso y solo requiere tres minutos de tu tiempo cada dos o tres días. Además, no te hará perder peso como las dietas al uso, y no provoca efecto rebote, es decir, que no te hará más difícil perder peso cuantas más veces lo intentes. Una vez hayas logrado tu objetivo y te veas bien, puedes continuar haciendo una sesión de entrenamiento una vez a la semana a modo de mantenimiento. Con los conocimientos y la rutina de ejercicios adecuados para mantener a raya tu peso y verte bien ya no caerás en ideas anticuadas ni bulos.

Este programa te permite mejorar, además de tu silueta, tu postura. La postura no es algo con lo que se nace, sino que es un hábito, por llamarlo de alguna manera, que adquirimos. Las sentadillas se encargan de estirar la espalda y corregir las malas posturas que adoptamos a lo largo del día durante actividades cotidianas, que abarcan desde trabajar en una oficina o hacer las tareas domésticas hasta mirar el móvil.

Para ejecutar las sentadillas correctamente, no basta con fijarse en las piernas, necesitas que tu espalda esté bien recta y activar los músculos del torso y los abdominales. De este modo, entrenarás los sentidos y la fuerza, ambos imprescindibles para tener una postura correcta. Querer tener una buena postura también es esencial para corregirla. Mira tu reflejo en un espejo o una ventana cuando pases por delante para asegurarte de que mantienes una buena postura en todo momento.

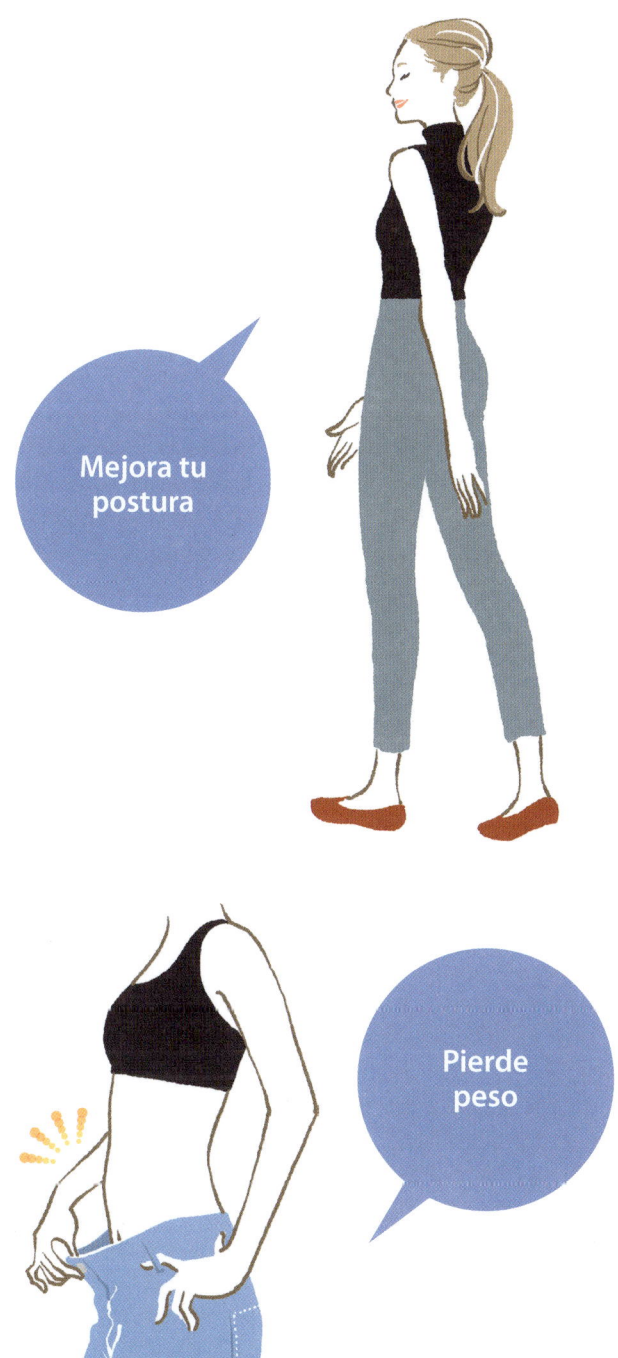

☑ **2.º beneficio de hacer sentadillas**

La actividad física moderada mitiga la fatiga

Incluso los trabajos que requieren de poco esfuerzo físico, como el de oficinista, resultan agotadores, ya que implican estar sentado durante mucho tiempo y el cansancio acaba acumulándose en forma de tensión en los hombros y pesadez en las piernas. La fatiga estática se debe a la compresión que ejercen los músculos sobre los vasos sanguíneos, lo que provoca una mala circulación y mucho cansancio.

La solución para acabar con este tipo de fatiga es muy sencilla: en vez de descansar y dejar el cuerpo en reposo, lo que necesitas es hacer un poco de ejercicio y unos estiramientos para estimular la circulación.

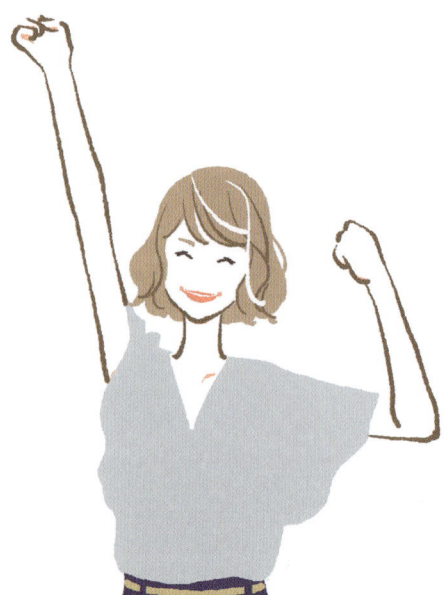

Dedica unos minutos al día a hacer un poco de ejercicio y a estirar para estar de buen humor y rebosante de energía.

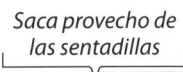

Las sentadillas estimulan los músculos y te ayudan a dormir mejor

El sueño juega un papel muy importante en nuestra vida, pues proporciona descanso al cerebro y al cuerpo, se liberan hormonas del crecimiento y se reconstituyen todas las células del organismo. Nuestro estilo de vida actual apenas nos deja tiempo para hacer ejercicio físico durante el día y nos expone a una excesiva contaminación lumínica y sonora por las noches, motivos por los cuales mucha gente tiene problemas para dormir, ya sea porque les cuesta conciliar el sueño o por tenerlo ligero. Esto se debe a una alteración en el sistema nervioso autónomo.

La actividad física durante el día estimula el sistema nervioso simpático, ayuda a que el sistema nervioso parasimpático tome las riendas por la noche y mejora la calidad del sueño. Y con esto no solo dormirás mejor, sino que obtendrás todos los beneficios que te reporta un buen descanso.

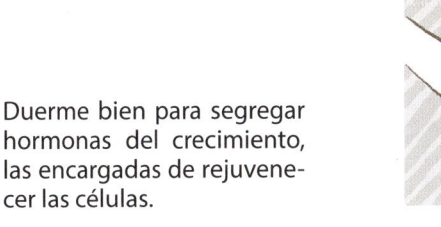

Duerme bien para segregar hormonas del crecimiento, las encargadas de rejuvenecer las células.

El ejercicio físico consume adrenalina, reduce el estrés y evita que comas en exceso

Cuando nos exponemos a una situación que nos genera estrés, el organismo segrega adrenalina, una hormona cuya función es mantenernos en alerta física y mentalmente. Este mecanismo está diseñado para ayudarnos a hacer frente a cualquier amenaza, es decir, a lidiar con situaciones que escapan a nuestro control.

Hoy en día, resulta muy difícil reducir el estrés, por lo que mantenemos unos niveles de adrenalina en sangre muy elevados. Una de las vías de escape más frecuentes para paliarlo es comer o beber en exceso. El ejercicio físico es una forma eficaz de consumir adrenalina. Además, regula tu estado de ánimo y evita que comas en exceso.

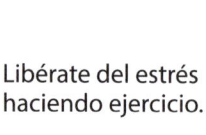

Libérate del estrés haciendo ejercicio.

☑ **5.º beneficio de hacer sentadillas.**

Combate la sensación de frío, indicador de un sistema inmunitario débil, haciendo sentadillas

La sensación de frío es una señal de que algo falla en nuestro sistema inmunitario. Los alimentos calientes y los baños hasta la cintura son buenos remedios, aunque de efectos pasajeros. Para combatir la sensación de frío y eliminarla de una vez por todas, debemos mejorar la circulación y acelerar el metabolismo. Una forma de hacerlo es ejercitando los músculos, pues son los encargados de generar el 60 % del calor corporal. Las sentadillas son tu aliado perfecto porque trabajan distintos grupos musculares a la vez, entre ellos los gemelos, conocidos por ser nuestro segundo corazón, ya que se encargan de bombear la sangre desde la parte inferior del cuerpo hasta el corazón.

El ejercicio físico acelera el metabolismo y aumenta la temperatura corporal. ¿A qué esperas? ¡Estimula tu metabolismo y olvídate del frío!

¿Ganaré volumen en los muslos si hago sentadillas?

A mucha gente le preocupa que sus muslos y pantorrillas ganen volumen haciendo sentadillas, pero descuida, eso no va a suceder. Los muslos y gemelos ganan volumen si se produce un aumento de grasa corporal. Una rutina de ejercicio acompañada de una dieta saludable permite reducir el exceso de grasa a la par que mantienes la masa muscular, con lo que conseguirás unas piernas bonitas y tonificadas.

Los deportistas profesionales, como los culturistas o los ciclistas, tienen unas piernas fuertes y voluminosas porque ingieren grandes cantidades de alimento y realizan entrenamientos muy intensos y prolongados. Con las sentadillas que encontrarás en este libro no ganarás volumen, así que ponte en posición ¡y empieza a entrenar!

LAS 4 CLAVES DEL PROGRAMA DE 4 SEMANAS

Ahora toca profundizar en los puntos clave del programa de 4 semanas. Interiorízalos y ¡ve a por todas! Incluye un calendario para que puedas hacer un seguimiento del programa. Tus progresos serán tu motivación para continuar.

☑ **Fija tus objetivos**

Recupera el cuerpo que tenías
hace 10 años con el programa
de 4 semanas

Estar motivado es fundamental para cumplir con el programa de 4 semanas, y para ello necesitas un objetivo claro. No vale solo con querer perder peso, tiene que ser algo que quieras lograr perdiendo peso, como verte mejor, poder llevar la ropa que te apetezca, resultar más atractivo, despedirte de tu síndrome metabólico… El clásico método de escribir tu objetivo en grande en un papel y pegarlo en un lugar visible es sorprendentemente efectivo.

Además del objetivo que tú quieras ponerte, añade el de volver a tener el cuerpo que tenías hace diez años. En términos generales, la masa muscular y la forma física alcanzan su cénit durante la veintena, momento a partir del cual comienzan a decaer. Según la Encuesta sobre Aptitud y Destrezas Físicas realizada por el Ministerio de Educación, Cultura, Deporte, Ciencia y Tecnología de Japón (2011), las personas de entre 50 y 54 años que hacen ejercicio tres veces o más a la semana tienen la misma forma física que personas de entre 35 y 39 años que hacen ejercicio un día a la semana. Como ves, con el entrenamiento adecuado, se puede ganar masa muscular a cualquier edad. Un buen ejemplo es el alpinista japonés Yuichiro Miura, quien logró alcanzar la cima del Everest ¡a los 80 años! El tiempo que se tarda en ver resultados varía de una persona a otra, pero sí es posible rejuvenecer físicamente en solo cuatro semanas.

El ejercicio físico continuado te proporcionará una silueta más definida y tonificada, una postura correcta con una espalda esbelta, y una zancada amplia para avanzar con paso firme. Por supuesto, no debemos olvidar que también mejora la calidad del sueño, incrementa la secreción de hormonas del crecimiento y aumenta la luminosidad de la piel.

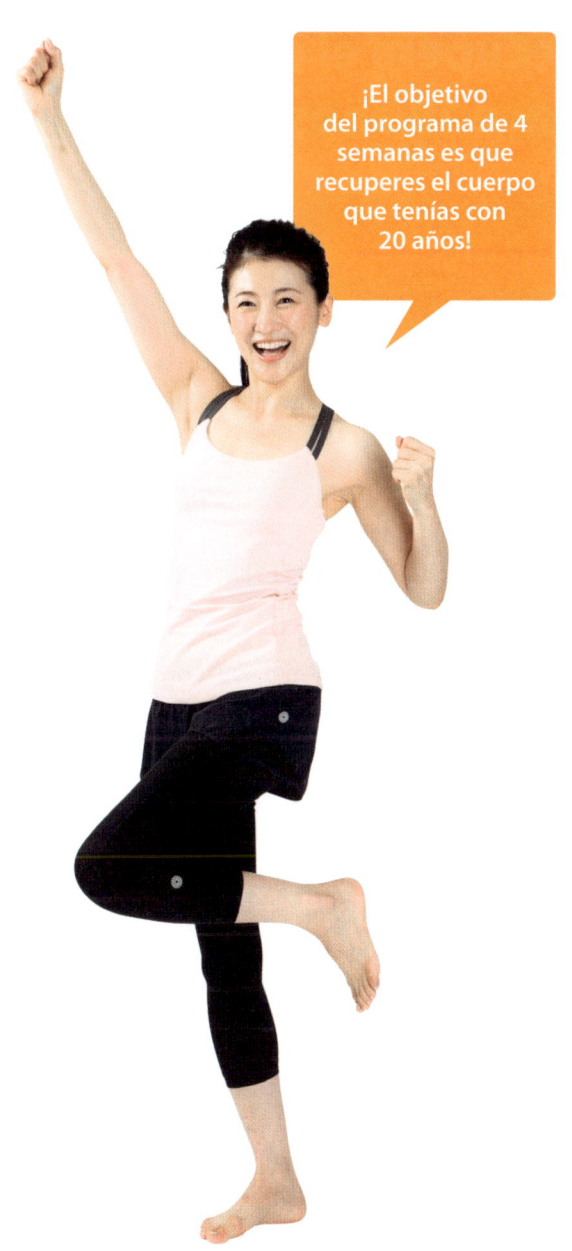

Las 4 claves **del** programa **de 4 semanas y el** calendario **de seguimiento**

En el programa de 4 semanas se dedican tres días a la semana a hacer sentadillas, dos días a cardio y otros dos días a estiramientos para descansar la musculatura. Con tres series del ejercicio que te toque hacer según el día (ver pág. 45, Figura 1), será suficiente para apreciar cambios en tu figura.

En este libro te explico cuatro modalidades de sentadillas, y la primera es la sentadilla básica. Puedes hacer el programa completo con la sentadilla básica, o cambiar a alguna de las otras tres modalidades si la básica te resulta demasiado fácil y quieres aumentar la carga de trabajo de los músculos. También puedes añadir un ejercicio adicional (pág. 74 y siguientes) para maximizar los resultados.

Una vez hayas completado la sesión de ejercicios de ese día, rellena la casilla correspondiente en el calendario de seguimiento y apunta si has hecho algún ejercicio extra (ver pág. 45, Figura 2). No te preocupes, en las páginas 46 y 47 encontrarás un calendario con toda la información que necesitas para que puedas consultarlo y actualizarlo a diario.

En este capítulo, conocerás más a fondo las 4 claves del programa, incluidas las razones por las que se hacen tres series y no dos o cuatro, y por qué no debes hacer sentadillas todos los días.

1

Se hacen sentadillas tres días a la semana.
Este es el orden de los ejercicios.

Figura 1

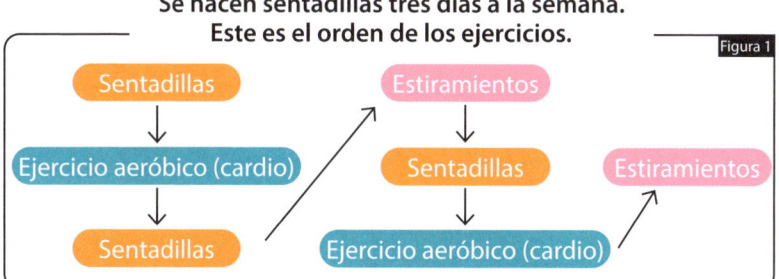

Sentadillas → Ejercicio aeróbico (cardio) → Sentadillas → Estiramientos → Sentadillas → Ejercicio aeróbico (cardio) → Estiramientos

2

Utiliza el calendario de las páginas 46 y 47 para llevar
un seguimiento durante el programa de 4 semanas.

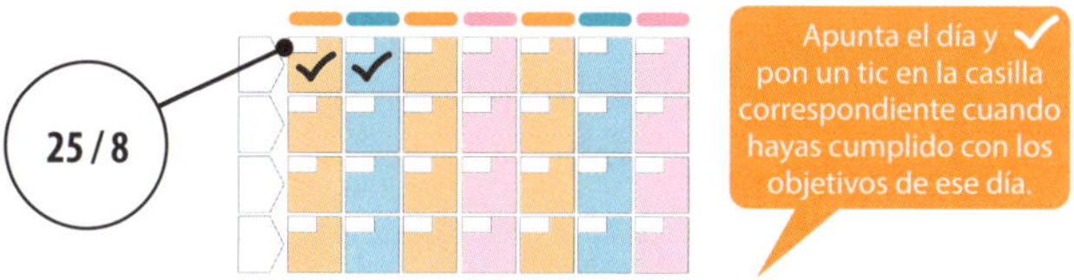

25 / 8

Apunta el día y ✔ pon un tic en la casilla correspondiente cuando hayas cumplido con los objetivos de ese día.

3

Aprenderás cuatro modalidades de sentadillas.
Cuando tengas bajo control la sentadilla básica,
puedes probar con las otras tres variantes.

4

Una vez estés en forma, añade un ejercicio adicional (pág. 74
y slgulentes) los días que te toque hacer sentadillas.

Figura 2

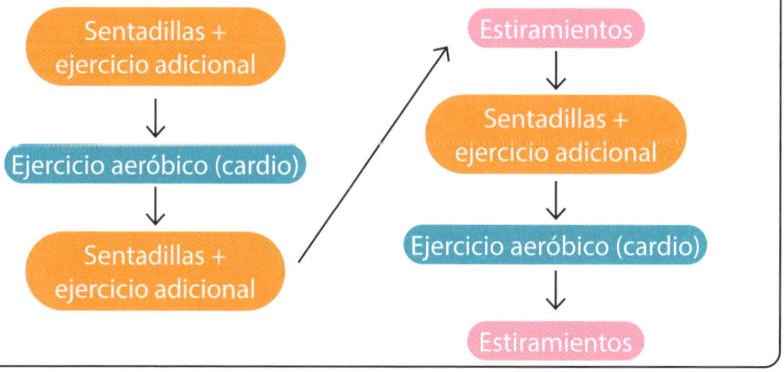

Sentadillas + ejercicio adicional → Ejercicio aeróbico (cardio) → Sentadillas + ejercicio adicional → Estiramientos → Sentadillas + ejercicio adicional → Ejercicio aeróbico (cardio) → Estiramientos

Calendario del programa

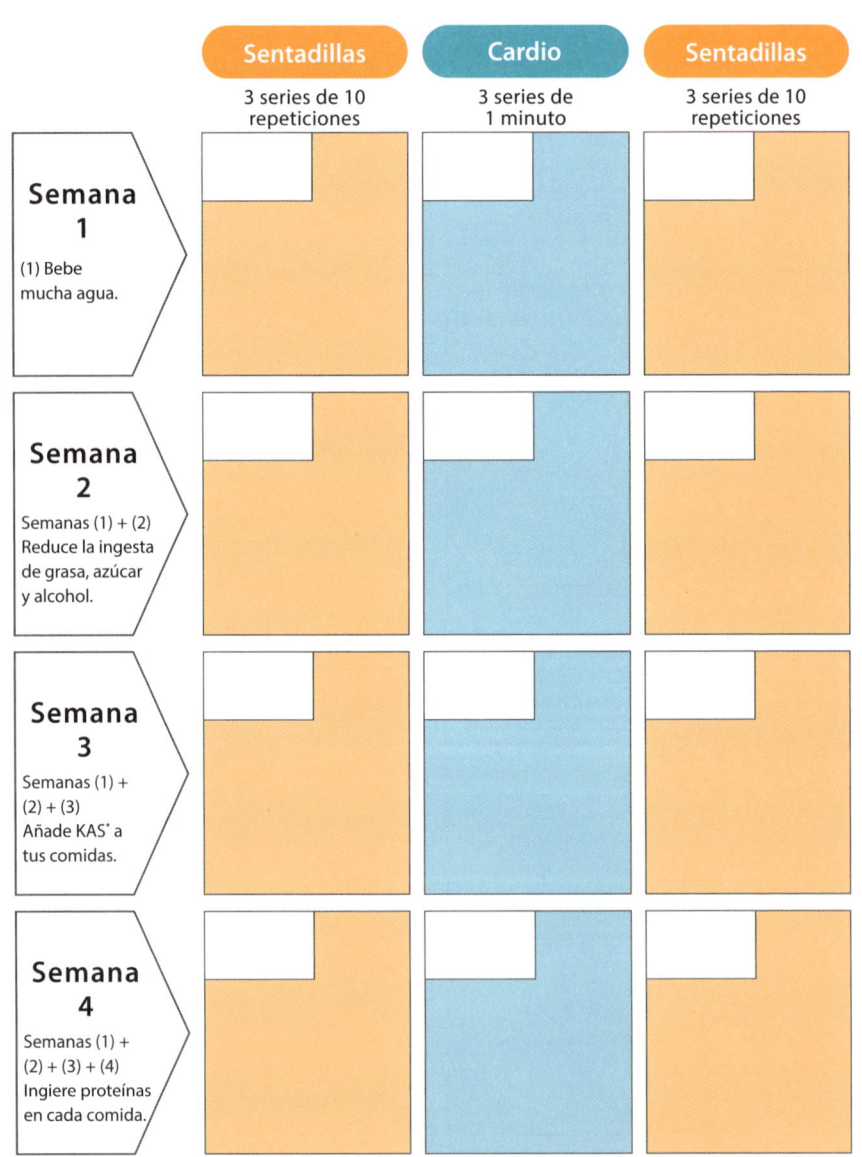

	Sentadillas	Cardio	Sentadillas
	3 series de 10 repeticiones	3 series de 1 minuto	3 series de 10 repeticiones
Semana 1 (1) Bebe mucha agua.			
Semana 2 Semanas (1) + (2) Reduce la ingesta de grasa, azúcar y alcohol.			
Semana 3 Semanas (1) + (2) + (3) Añade KAS* a tus comidas.			
Semana 4 Semanas (1) + (2) + (3) + (4) Ingiere proteínas en cada comida.			

*KAS: *konjac,* algas y setas
Para saber más, vuelve a la página 45, apartado 2.
Fotocopia el calendario para usarlo tantas veces como quieras.

de 4 semanas

Una vez te hayas acostumbrado a llevar un control de tu actividad diaria, ¡no se te pasará ni un día!

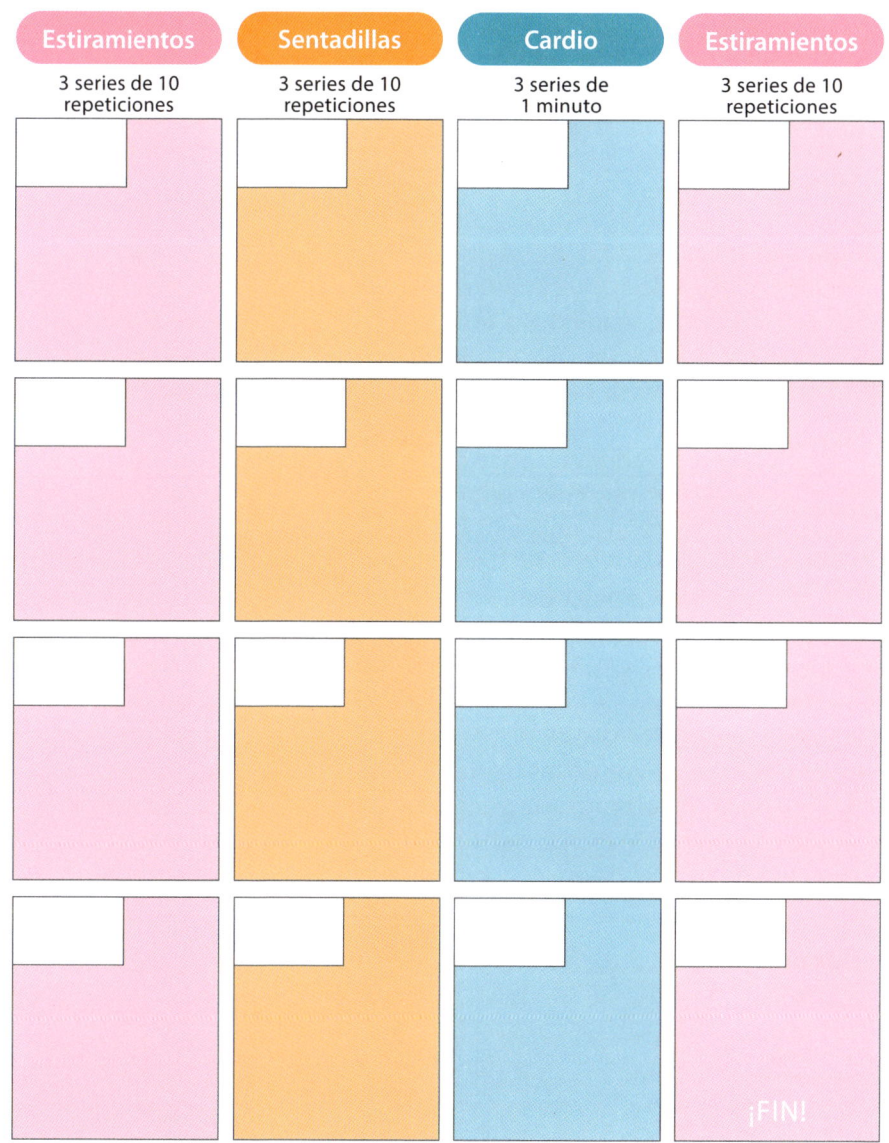

Estiramientos	Sentadillas	Cardio	Estiramientos
3 series de 10 repeticiones	3 series de 10 repeticiones	3 series de 1 minuto	3 series de 10 repeticiones

¡FIN!

Conoce tus músculos para sentirlos cuando los trabajes

En las figuras de la página siguiente aparecen señalados los músculos que se trabajan con el programa de 4 semanas. Como puedes comprobar, se implica a los principales músculos del tren inferior, entre ellos, los glúteos mayores, los de mayor volumen y más superficiales de los tres músculos que conforman los glúteos. Gracias a la implicación de estos músculos obtendrás unos resultados increíbles con muy poco esfuerzo.

Conocer los músculos que trabajas te permitirá contraerlos voluntariamente. Así que, ya sabes, ¡asegúrate de aprender dónde está cada uno! Antes de hacer un ejercicio, examina y palpa la zona que vas a trabajar para focalizar tu fuerza ahí.

Por otro lado, hacer los ejercicios mientras hablas, piensas en tus cosas o ves la televisión puede reducir los efectos del entrenamiento. A grandes rasgos, la diferencia puede no ser mucha, pero este programa está diseñado para que obtengas resultados maravillosos sumando los pequeños esfuerzos que haces a diario. Por ello, es importante que pongas toda tu atención en el ejercicio que vayas a hacer; piensa que te llevará menos de tres minutos. Ya que te pones a ello, ve a por todas.

Músculos implicados en los ejercicios

🔵 → Sentadillas (básica, con zancada frontal, con zancada lateral, a una pierna).

🟧 → Ejercicios adicionales (flexiones, flexiones inversas, abdominales, extensión lumbar).

Flexiones
Tríceps braquial
Músculo de grandes dimensiones ubicado en la parte posterior del brazo. Es el músculo antagonista del bíceps braquial, situado en la parte anterior y que se abulta al hacer fuerza.

Flexiones
Pectoral mayor
Gran músculo que cubre el pecho. Al trabajarlo, se gana volumen en la zona.

Flexiones
Deltoides
Músculo de forma triangular que cubre el hombro. Los ejercicios para deltoides ensanchan los hombros y ayudan a crear una figura definida.

Flexiones inversas
Dorsal ancho
Es el músculo más grande de esa región del cuerpo. Se extiende desde las axilas hasta la zona lumbar.

Sentadillas
Glúteo mayor
Recubre la mayor parte de las nalgas. Es el músculo más grande del cuerpo.

Sentadillas
Isquiotibiales
Se ubican en la parte posterior del muslo y constan de tres músculos: el bíceps femoral, el semitendinoso y el semimembranoso.

Sentadillas
Tríceps sural
Nombre del grupo muscular formado por los gastrocnemios (gemelos) y el sóleo, ubicados en la pantorrilla. Se encargan de flexionar el tobillo y mantenernos en pie.

Abdominales
Oblicuo abdominal
Músculo del abdomen que se encuentra en la parte anterolateral del mismo. Incluye los abdominales oblicuos externos e internos.

Abdominales
Recto abdominal
Músculos que se extienden desde la parte inferior del pecho hasta la pelvis. Cuando se pierde grasa, aparece la conocida como «tableta de chocolate».

Extensión lumbar
Erector de la columna
Es el músculo que discurre a lo largo de la columna vertebral y está compuesto por el iliocostal, el longísimo y el espinoso.

Sentadillas
Cuádriceps
Denominación que recibe el grupo muscular situado en la parte anterior del muslo. Se compone de cuatro músculos: recto femoral, vasto lateral, vasto medial y vasto intermedio.

Completa las series apoyándote en la ejecución, el ritmo y reservando tu energía

Para que las sesiones de entrenamiento den sus frutos, debes grabarte a fuego la forma correcta de ejecutar los ejercicios. Si, a pesar de estar utilizando un libro como referencia o recibir instrucciones de un entrenador personal, no logras resultados, lo más probable es que estés haciendo los ejercicios incorrectamente. Algo en lo que suele fallar mucha gente es la postura inicial, y si esta no es la adecuada, entonces no es de extrañar que no notes ningún cambio. Comprueba las imágenes todas las veces que te haga falta hasta que logres imitar la postura y sigue las instrucciones descritas en la página; así conseguirás hacer el ejercicio bien con total seguridad.

La carga de trabajo adecuada para tus músculos es de diez repeticiones. De esa manera, reservarás energía suficiente para hacer otras dos series y las completarás con la misma intensidad que la primera, ni con más ni con menos. Durante los ejercicios es importante que te centres en trabajar los músculos y no dejes tomar el control a las articulaciones, pues se desgastan y tardan mucho en recuperarse si sufren algún daño. Así que ya sabes, cuida de tus articulaciones siguiendo las pautas de los ejercicios.

La velocidad de ejecución también es clave. Por regla general, se dedica un segundo a subir y dos a bajar. Cuando ya te hayas acostumbrado a ello, trata de tardar el doble en cada movimiento, pues la dificultad aumenta cuanto más lento se hace. En ocasiones, habrás visto a personas hacer muchos abdominales o flexiones muy rápido. Para la persona que los hace puede resultar exigente, pero lo único que se consigue con eso es agotarse y reducir la eficacia del ejercicio.

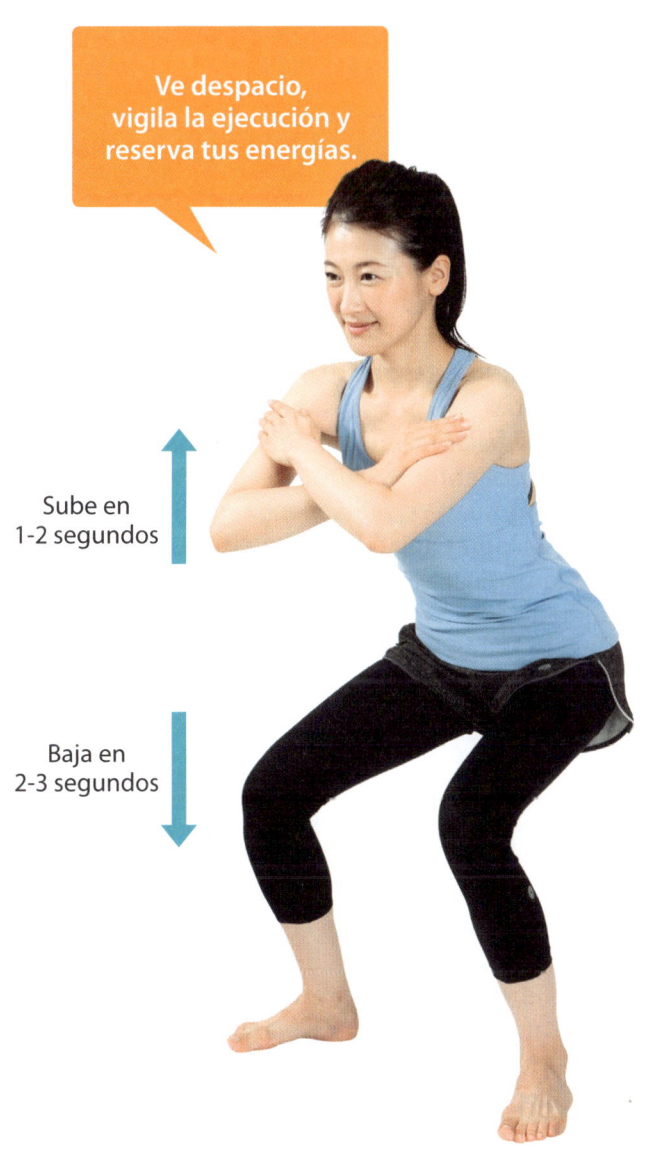

Ve despacio,
vigila la ejecución y
reserva tus energías.

Sube en
1-2 segundos

Baja en
2-3 segundos

Una serie es mucho menos eficaz que tres series con intervalos de descanso

Si una serie de diez repeticiones ejerce la carga de trabajo adecuada y, además, te deja fuerzas suficientes con las que hacer dos series más, ¿por qué no hacer solo una serie en vez de tres con sus correspondientes descansos? Verás, tiene su explicación.

Los músculos están formados por las fibras musculares y no todas se activan en cada movimiento. Tal vez pienses que estás trabajando el 100 % de tu potencia muscular durante una serie, pero lo cierto es que estás aprovechando solo el 30-40 % de la contracción de tus músculos. Los músculos cuentan con este mecanismo de control para evitar una sobrecarga y que sufran un desgarro o se dañe un tendón. La única manera de trabajar el músculo en su totalidad es realizando tres series.

Los intervalos de descanso de entre 30 y 90 segundos también son esenciales, pues los músculos necesitan un tiempo de recuperación tras el ejercicio. Si seguimos sometiendo a los músculos a un esfuerzo físico antes de que puedan recuperarse por completo, se favorece el desarrollo de la masa muscular. Si los intervalos de descanso son inferiores a treinta segundos, los músculos tampoco descansan lo suficiente como para recuperar fuerzas y el ejercicio perderá efectividad. El intervalo de descanso perfecto no es inferior a 30 segundos ni superior a 90.

> ¡Saca el máximo rendimiento a tus músculos completando 3 series y tomándote un respiro entre serie y serie!

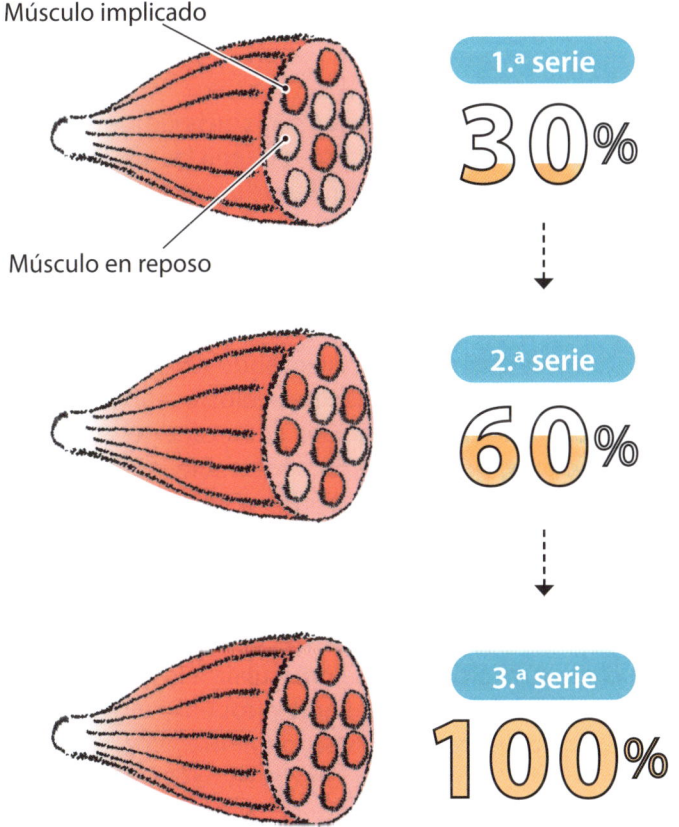

Músculo implicado

Músculo en reposo

1.ª serie

30%

2.ª serie

60%

3.ª serie

100%

Los músculos activan el 30-40% de su fuerza en la primera serie. Para entrenarlos en su totalidad, necesitas hacer 3 series con intervalos de descanso de entre 30 y 90 segundos.

El entrenamiento se nota
descansando y no haciendo ejercicio todos los días

Seguro que te estás preguntando si no sería mejor entrenar todos los días para perder peso más rápido en lugar de una vez cada tres días. Todavía quedan algunos preparadores físicos de la vieja escuela que siguen pensando que los entrenamientos físicos solo funcionan si se entrena todos los días. Pero nadie quiere ni puede permitirse entrenar a diario. Los músculos se desarrollan si los dejamos descansar, así que ¿para qué entrenarlos de más?

El proceso por el cual los músculos se desarrollan y aumenta la masa muscular a través del ejercicio sucede de la siguiente manera: cuando se somete a los músculos a un esfuerzo físico, consumen el azúcar de sus reservas hasta agotarlo. Durante este proceso, se generan productos de desecho, como el ácido láctico y iones de hidrógeno, y, como consecuencia, los músculos quedan ligeramente dañados, fatigados y se reduce su fuerza.

Tras el esfuerzo físico, los músculos se recuperan y obtienen una potencia y capacidades superiores a las que tenían antes de entrenar, de modo que no volverán a fatigarse cuando se vean expuestos de nuevo al mismo estímulo. Este proceso de recuperación y desarrollo muscular se denomina supercompensación y, para que se dé, se necesita conceder a los músculos un reposo de entre 48 y 72 horas.

Los descansos de 24 horas no activan la supercompensación, por lo que, si entrenas todos los días, estarás sobrecargando tus músculos al no darles su debido tiempo de recuperación. No solo no verás resultados en tu físico, sino que, a la larga, también puedes sufrir de fatiga muscular y lesiones. El descanso forma parte de todo entrenamiento y, por ello, debes dejar 2 o 3 días de descanso entre sesión y sesión.

La supercompensación

Para notar los efectos del entrenamiento muscular
aprovechando la supercompensación,
necesitas 2 o 3 días de descanso.

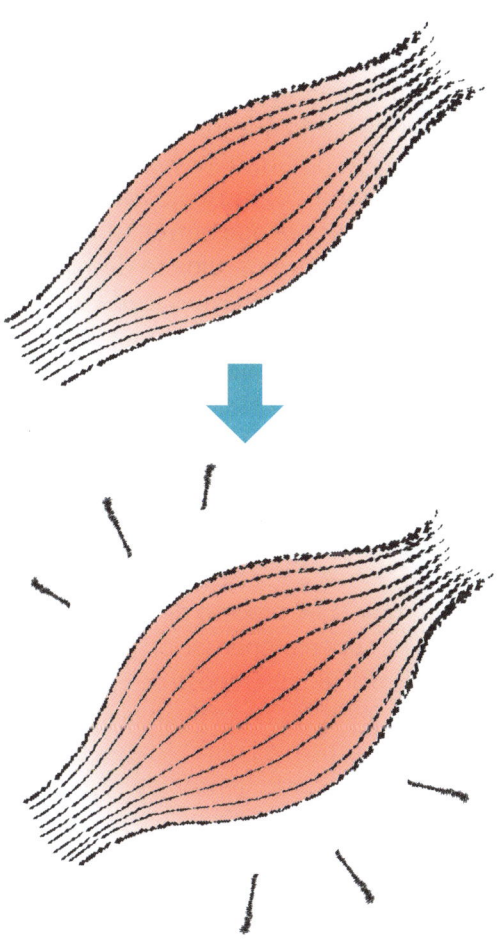

Dedica los días de descanso a hacer estiramientos y cardio

Un buen truco para no abandonar una rutina de ejercicio es convertirla en un hábito entrenando siempre a la misma hora. Los días que no te toque hacer sentadillas es el turno del ejercicio de cardio, que busca reducir la grasa corporal, y los estiramientos, que alivian la fatiga muscular. El ejercicio de cardio, las sentadillas con golpe de boxeo, debe realizarse a un ritmo que acelere tu respiración, pero que te resulte cómodo. Por otra parte, los estiramientos deben resultarte relajantes y sanadores.

El día que te toque hacer sentadillas, puedes añadir a la sesión cualquiera de los cuatro ejercicios adicionales, ya que trabajan músculos diferentes y, por tanto, no los sobrecargan. Lograrás una mayor efectividad si ejercitas primero las zonas con más masa muscular y acabas con las que tienen menos: empieza por el tren inferior, sigue con el tren superior y, por último, el tronco.

Continúa haciendo ejercicio una vez a la semana para mantenerte en forma

Los efectos del entrenamiento físico se manifiestan mediante un incremento de la fuerza muscular y la hipertrofia. Si a esto le sumas una dieta saludable, empezarás a notar los cambios en una semana; al cabo de cuatro semanas, los cambios serán incluso más evidentes, pues tus progresos serán visibles tanto para ti como para los que te rodean.

Una vez hayas logrado el cuerpo con el que tanto habías soñado, querrás mantenerlo durante mucho tiempo, ¿verdad? Si abandonas el programa tras haberlo convertido en un hábito, perderás un 0,5 % de masa muscular al año y un 1 % a partir de los 60 años. Pero descuida, una vez hayas alcanzado tu objetivo, no necesitas hacer sentadillas dos o tres veces por semana, te bastará con que dediques un día a la semana para mantenerte en forma.

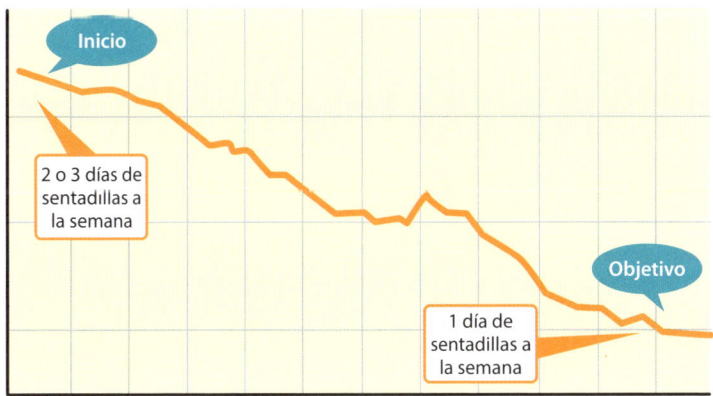

Calcula tu IMC para conocer tu peso ideal

El Índice de Masa Corporal (IMC) es un método para conocer los niveles aproximados de grasa corporal. Se calcula en función de nuestra altura y peso, y determina si nos encontramos dentro de unos parámetros nutricionales adecuados. Gracias al IMC puedes saber de forma fácil y sencilla si tu rutina es eficaz, además de que se trata de una herramienta muy útil para prevenir enfermedades relacionadas con el estilo de vida sedentario.

Antes de empezar a entrenar, calcula tu IMC para hacerte a la idea de la forma física que tienes y ponte como objetivo lograr el IMC estándar, entre 18,5 y 24,9. Por mucho que tu objetivo sea perder peso, tu IMC no debe ser inferior a 18,5.

Fórmula $IMC = peso \text{ (en kg)} \div estatura^2 \text{ (en m)}$

• Clasificación de IMC

IMC	Clasificación	IMC	Clasificación
Más de 40	Obesidad grado 3	23 - 25	Adecuado
35 – 40	Obesidad grado 2	21 - 23	Adecuado
30 – 35	Obesidad grado 1	18,5 - 21	Adecuado
25 – 30	Sobrepeso	18,5	Peso bajo

LA MAGIA DE LAS SENTADILLAS. RUTINA DE EJERCICIOS

Aquí encontrarás todo lo que necesitas: la sentadilla básica, el ejercicio de cardio, los estiramientos y los ejercicios adicionales. Son pocos ejercicios, así que hazlos despacito y con buena letra, prestando atención a cada detalle para aprender a ejecutarlos correctamente.

1

Sentadilla básica

10 ✕ **3**

Repeticiones Series

Intervalo de descanso
30-90 segundos

\Toma nota/

Las sentadillas son un excelente ejercicio para trabajar los cuádriceps y todos los músculos del tren inferior. Esta sentadilla es la base de todas las demás.

Posición de partida

Colócate en cuclillas. Las piernas deben estar separadas al ancho de los hombros y los brazos cruzados sobre el pecho.

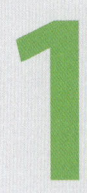

Flexiona las rodillas y las articulaciones de la cadera de modo que sobresalgan los glúteos. Mantén la espalda recta en todo momento e inclínate hacia delante hasta que los codos toquen las rodillas.

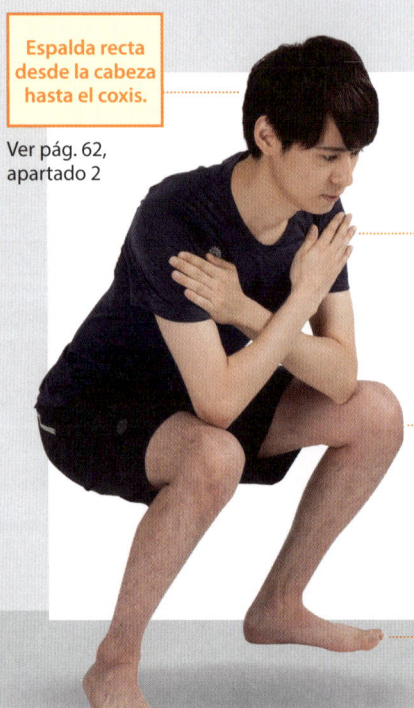

Espalda recta desde la cabeza hasta el coxis.

Ver pág. 62, apartado 2

Mantén el eje de tu cuerpo centrado para no desequilibrarte.

Ver pág. 63, apartado 3

Las rodillas no deben sobrepasar la punta de los pies.

Ver pág. 62, apartado 1

Los dedos de los pies y las rodillas deben apuntar ligeramente hacia fuera.

Ver pág. 63, apartado 4

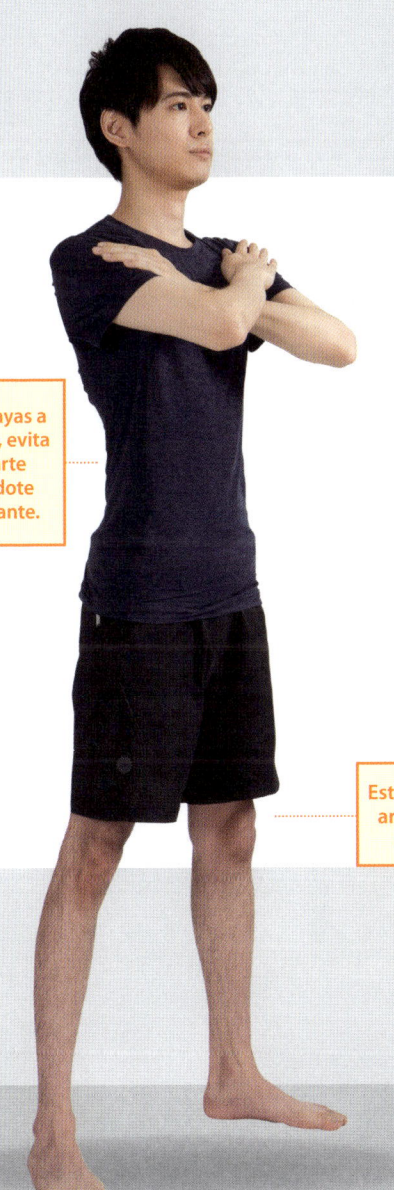

2

Espira y tómate 1 o 2 se-
gundos para estirar las
articulaciones y ponerte
de pie. Inspira y regresa a
la posición inicial en 2 o 3
segundos. Realiza 3 series
de 10 repeticiones, respetando en cada una los in-
tervalos de descanso.

Cuando vayas a
levantarte, evita
impulsarte
inclinándote
hacia delante.

Estira las rodillas y las
articulaciones de la
cadera a la vez.

Nivel de dificultad 1

Sentadilla básica

\Apartado/

1 ___ Posición de los pies y de las rodillas

Para acostumbrarte a la posición de partida, empieza trabajando con una silla. Siéntate apoyando los glúteos lo más al borde del asiento que puedas, cruza los brazos por delante del pecho e inclina el torso hacia delante. Por último, coloca los pies de forma que queden debajo de las rodillas.

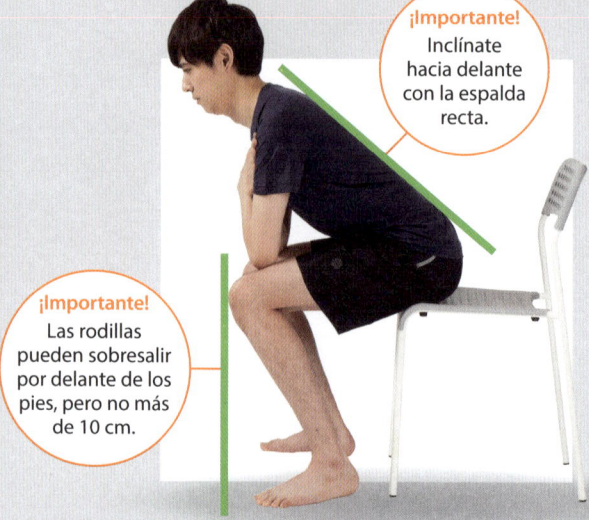

¡Importante!
Inclínate hacia delante con la espalda recta.

¡Importante!
Las rodillas pueden sobresalir por delante de los pies, pero no más de 10 cm.

\Apartado/

2 Posición de la parte superior del cuerpo

La espalda debe estar lo más recta posible, como si fuera una tabla. Pero cuidado, si la tensas o relajas, el tren inferior no trabajará adecuadamente y sobrecargarás la zona lumbar.

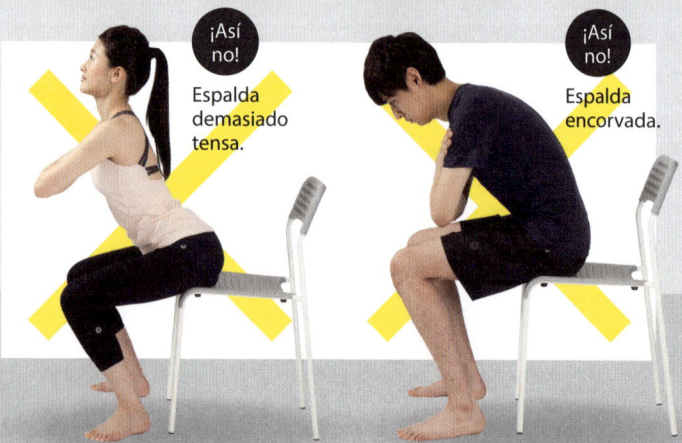

¡Así no!
Espalda demasiado tensa.

¡Así no!
Espalda encorvada.

Posición de los pies y la pelvis

Los pies deben estar separados a la anchura de los hombros. Por su parte, la pelvis debe estar centrada respecto a los pies para ayudarte a mantener el equilibrio. Ten cuidado de no desviarte hacia uno de los lados.

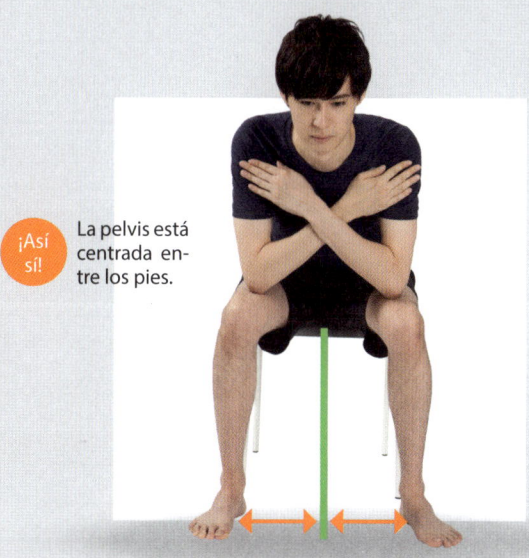

¡Así sí!

La pelvis está centrada entre los pies.

Posición de las rodillas

Los pies y las rodillas deben apuntar ligeramente hacia fuera. Ten cuidado de no abrir o cerrar demasiado las rodillas o sobrecargarás las rodillas y las articulaciones de la cadera.

¡Importante!
Ajusta la apertura de las rodillas de forma que los codos toquen las rodillas.

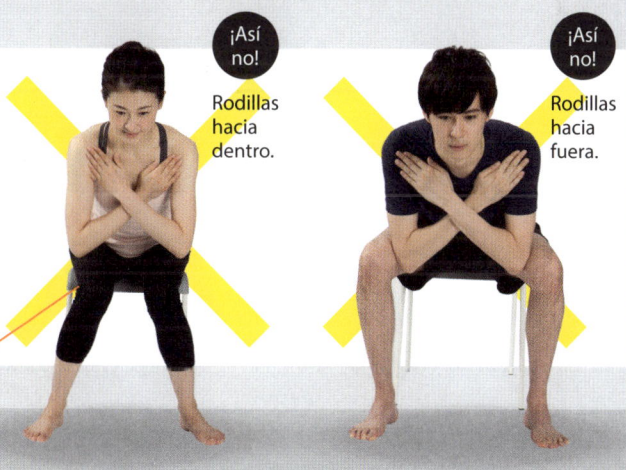

¡Así no!
Rodillas hacia dentro.

¡Así no!
Rodillas hacia fuera.

Ejercicio aeróbico (cardio)

Sentadilla con golpe de boxeo

1 ✕ **3**

Minuto   Series

Intervalo de descanso
30 segundos

\Toma nota/

Este tipo de sentadillas debe hacerse a un ritmo que te resulte cómodo, pero sin dejar de notar cierto grado de tensión. A medida que hagas el ejercicio, aumenta la intensidad bajando más la postura y ejecuta la secuencia más deprisa.

1

Inclina ligeramente el torso hacia delante.

Flexiona un poco la cadera para sacar los glúteos.

Coloca los puños por debajo de la cara y mira al frente. Luego, separa las piernas un poco más del ancho de los hombros y mantén la espalda recta con la cadera rotada ligeramente hacia fuera.

Los pies y las rodillas apuntan hacia fuera.

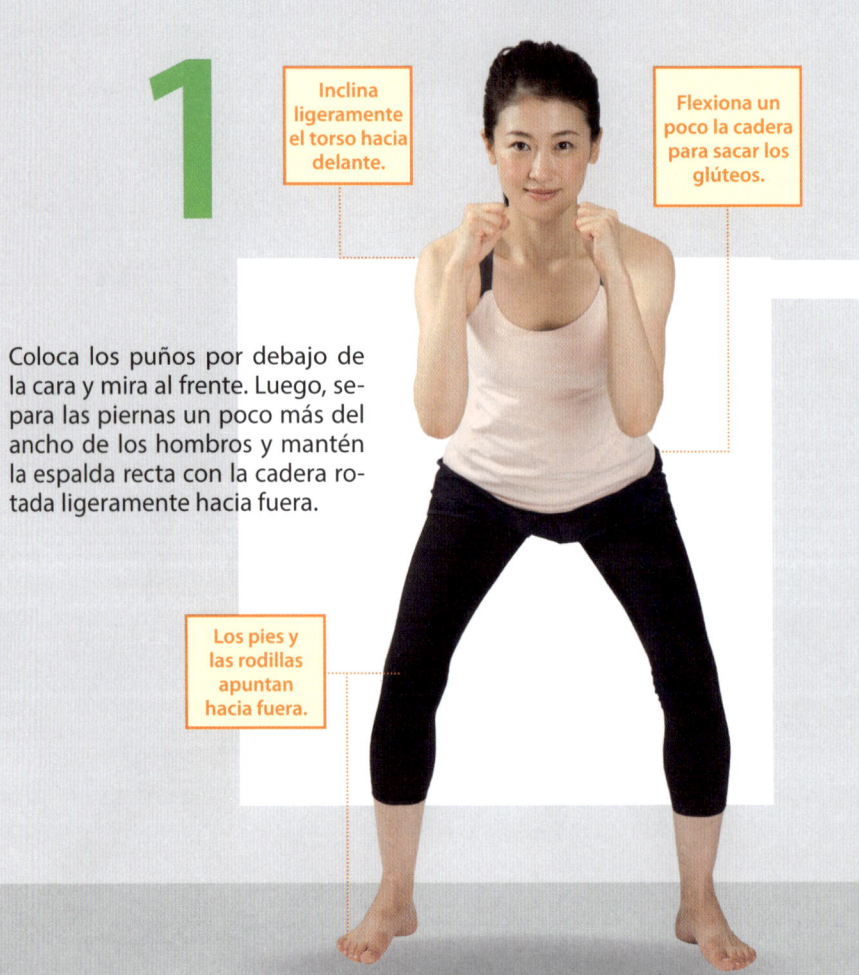

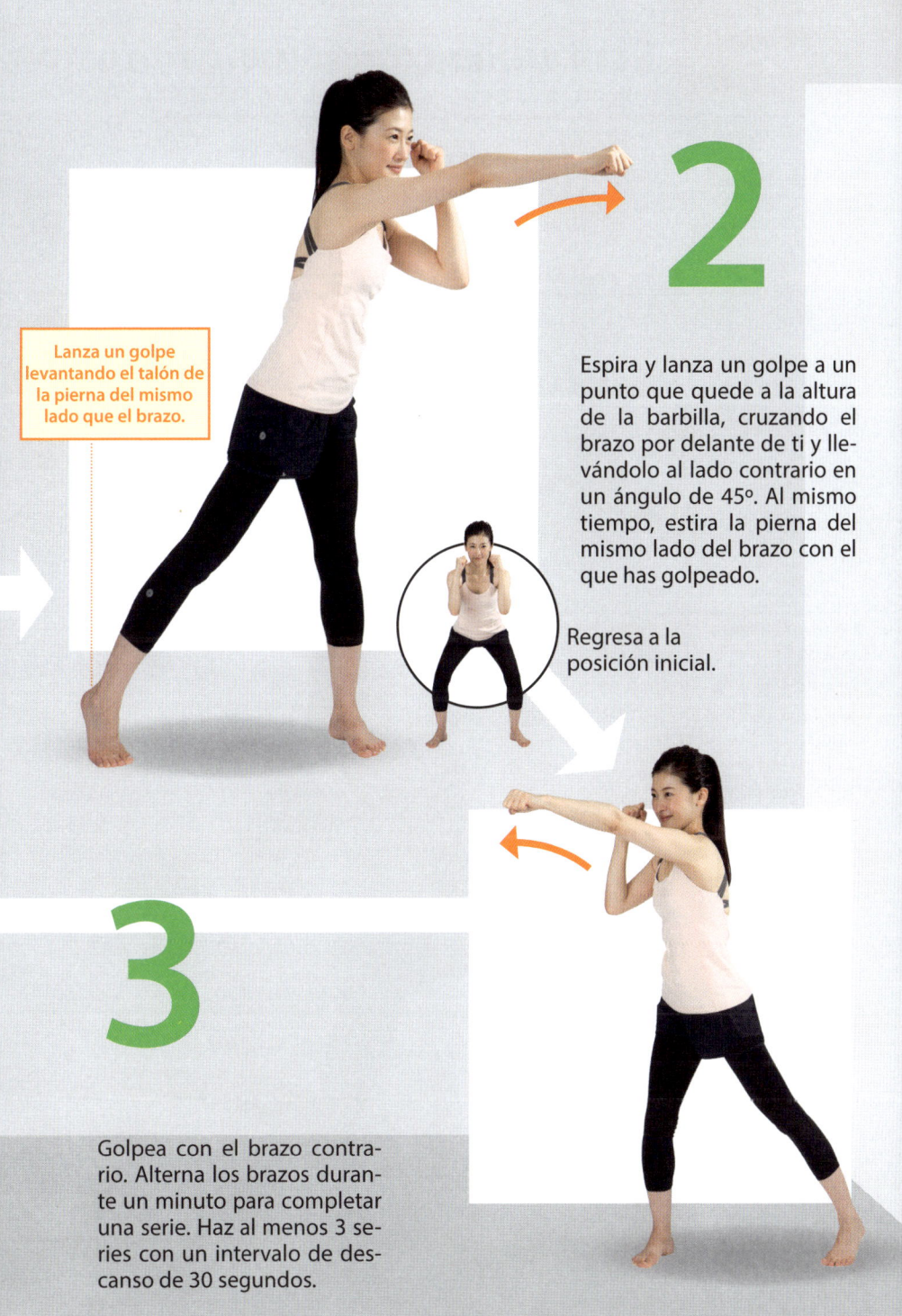

2

Lanza un golpe levantando el talón de la pierna del mismo lado que el brazo.

Espira y lanza un golpe a un punto que quede a la altura de la barbilla, cruzando el brazo por delante de ti y lle-vándolo al lado contrario en un ángulo de 45º. Al mismo tiempo, estira la pierna del mismo lado del brazo con el que has golpeado.

Regresa a la posición inicial.

3

Golpea con el brazo contra-rio. Alterna los brazos duran-te un minuto para completar una serie. Haz al menos 3 se-ries con un intervalo de des-canso de 30 segundos.

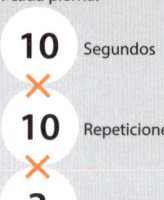

Estiramientos

Estiramiento con zancada

Por cada pierna:

10 Segundos

✕

10 Repeticiones

✕

3 Series

Intervalo de descanso
10 segundos

\Toma nota/

Este estiramiento es una adaptación de la sentadilla con zancada. Con él estirarás los músculos que has trabajado durante las sentadillas, es decir, los glúteos mayores, los cuádriceps y los isquiotibiales, lo que reducirá la fatiga.

1

Agáchate y coloca una pierna por delante de ti y otra por detrás, de forma que la rodilla de esta última toque el suelo. Mantén el torso recto y coloca las manos sobre la rodilla de la pierna que tengas por delante.

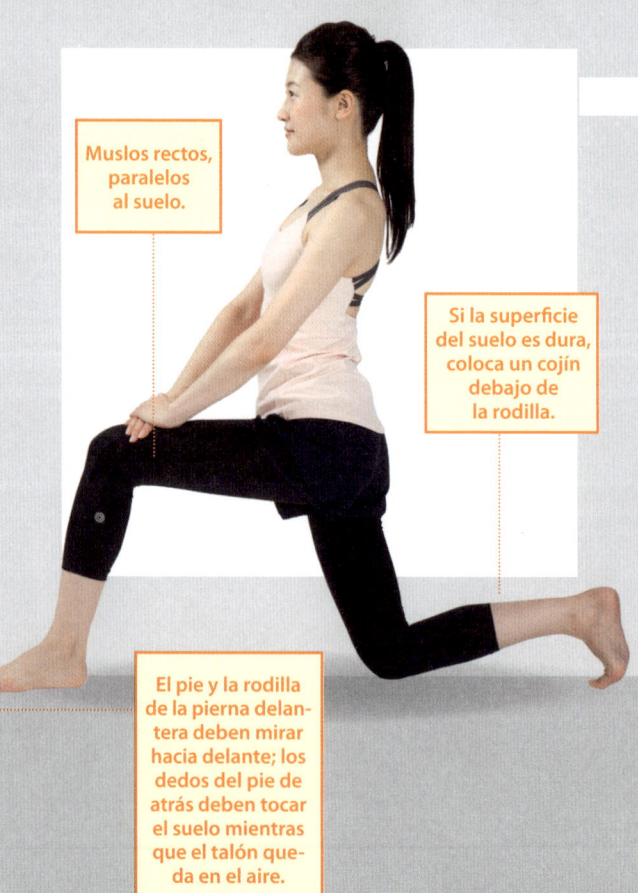

Muslos rectos, paralelos al suelo.

Si la superficie del suelo es dura, coloca un cojín debajo de la rodilla.

El pie y la rodilla de la pierna delantera deben mirar hacia delante; los dedos del pie de atrás deben tocar el suelo mientras que el talón queda en el aire.

2

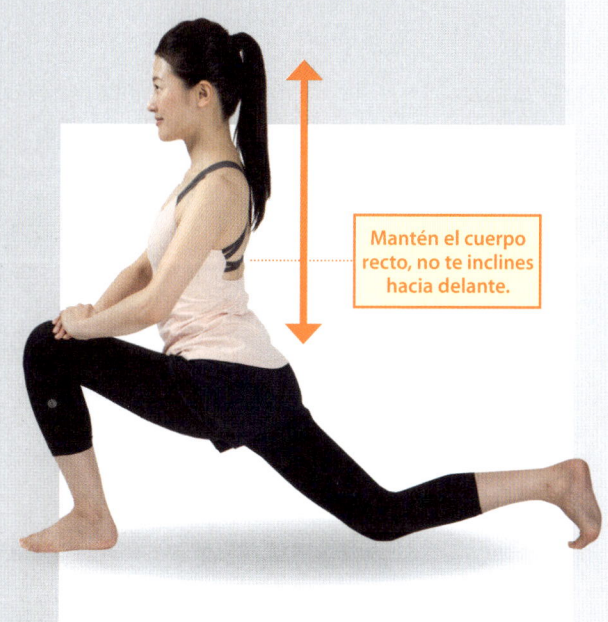

Mantén el cuerpo recto, no te inclines hacia delante.

Desplaza tu centro de gravedad hacia la pierna delantera con el tronco recto, espira y estira en esa posición durante 10 segundos. Haz 3 series con cada pierna con un intervalo de descanso de 10 segundos.

Variaciones

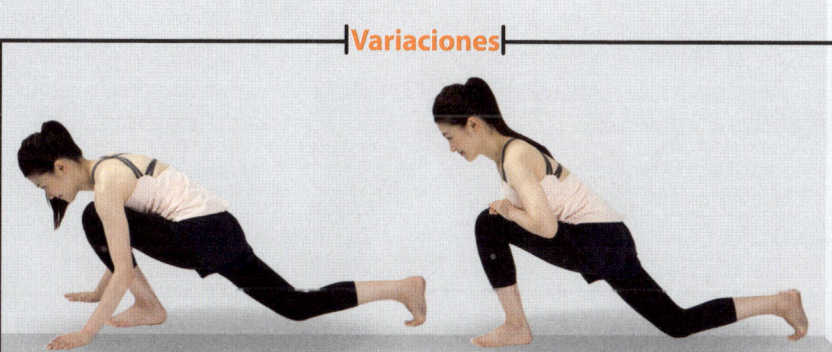

Deja caer el torso hacia delante y coloca las manos en el suelo para estirar el tríceps sural y los cuádriceps de la pierna delantera.

Inclina el torso hacia delante todo lo que puedas para estirar más el glúteo mayor y los isquiotibiales de la pierna delantera.

Nivel de dificultad 2

Sentadilla con zancada frontal

Por cada pierna:

10 ✕ **3**

Repeticiones   Series

Intervalo de descanso
30-90 segundos

\Toma nota/

Las sentadillas con zancada son más intensas que las básicas, ya que la pierna que queda por delante soporta una carga mayor.

1

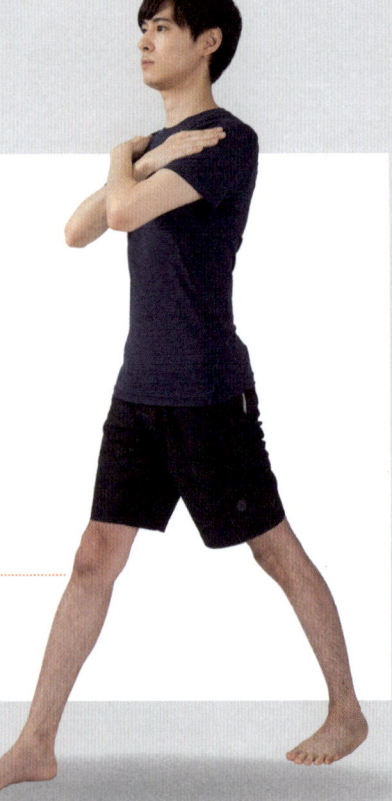

Ponte de pie, cruza los brazos por delante del pecho y pon la espalda recta. Da un paso grande al frente con una de las piernas, vigilando que los pies y las rodillas queden mirando hacia delante.

Los pies y las rodillas miran al frente.

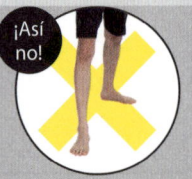

¡Así no!

El pie de atrás mira hacia el lado.

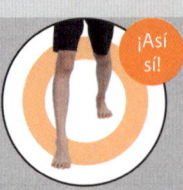

¡Así sí!

Ambos pies miran hacia delante.

2

Inspira, flexiona las rodillas y desciende durante 2 o 3 segundos. Detente antes de que la rodilla de la pierna de atrás toque el suelo. Inclina levemente el torso hacia delante. En esta posición, distribuye el peso de modo que la pierna delantera soporte un 60-70 % y la pierna trasera el 30-40 % restante. Espira y regresa a la posición inicial en 1 o 2 segundos. Haz 10 repeticiones para completar una serie. Ve alternando las piernas hasta completar 3 series con cada una, respetando los intervalos de descanso entre cada una de ellas.

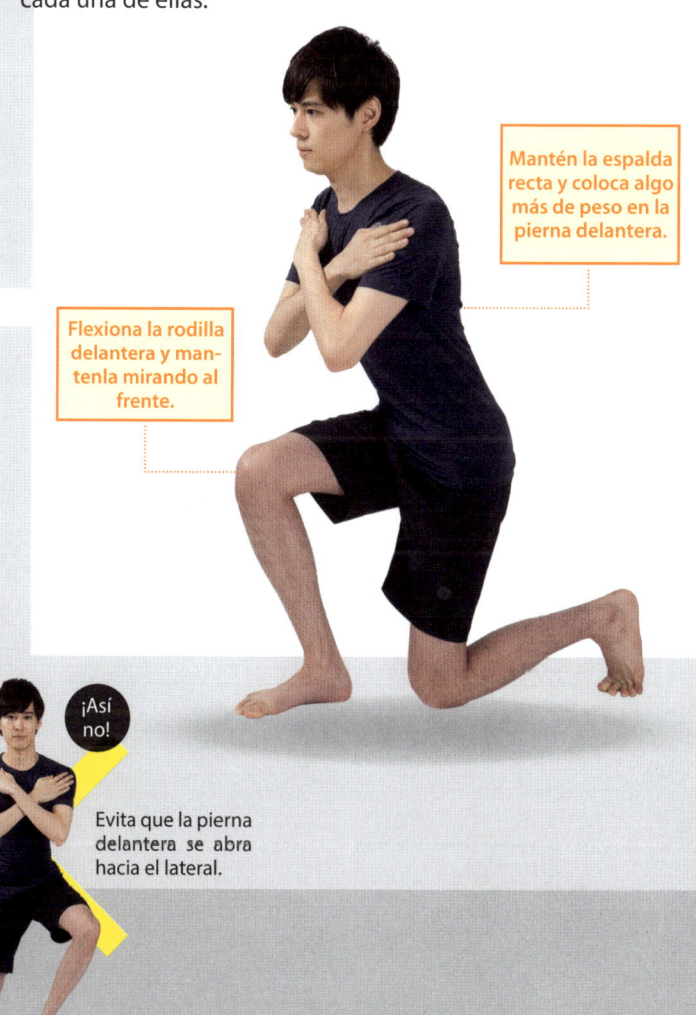

Mantén la espalda recta y coloca algo más de peso en la pierna delantera.

Flexiona la rodilla delantera y mantenla mirando al frente.

¡Así no!

Evita que la pierna delantera se abra hacia el lateral.

Nivel de dificultad 3

Sentadilla con zancada lateral

Por cada pierna:

10 ✕ **3**

Repeticiones   Series

Intervalo de descanso
30-90 segundos

\Toma nota/

En las sentadillas con zancada lateral se va alternando el peso entre las piernas. Tienen una dificultad intermedia, dado que la pierna flexionada es la que pasa a soportar una mayor carga. Son el ejercicio perfecto si las sentadillas con zancada frontal te han resultado fáciles.

1

Ponte de pie, cruza los brazos por delante del pecho y pon recta la espalda. Separa las piernas más allá del ancho de tus hombros, con los pies y las rodillas mirando un poco hacia fuera.

Los pies y las rodillas miran hacia fuera.

Separa los pies a una distancia que sea dos veces la del ancho de tus hombros.

2

Inspira y desplaza tu peso hacia una de tus piernas tomándote unos 2 segundos. Mantén el torso perpendicular al suelo, con un 70-80 % de tu peso sobre la pierna flexionada y el 20-30 % restante en la pierna estirada. Recupera la posición inicial en 1 segundo. Alterna ambas piernas hasta hacer 10 repeticiones para completar la serie. Haz 3 series respetando los intervalos de descanso entre serie y serie.

El torso se mantiene perpendicular al suelo.

Desliza tu peso sobre la pierna flexionada.

¡Así no!

Mantén la cadera fija y recta. Si la mueves, el torso se girará hacia la pierna flexionada.

¡Así no!

No dejes caer el torso hacia delante.

¡Así sí!

Así se ve tu postura al hacerlo bien.

Nivel de dificultad 4

Sentadilla a una pierna

Por cada pierna:

10 ✕ **3**

Repeticiones   Series

Intervalo de descanso
30-90 segundos

\Toma nota/

La sentadilla a una pierna es un ejercicio de una intensidad muy alta, pues se coloca todo el peso sobre la pierna delantera. La pierna de atrás solo apoya los dedos para aportarnos estabilidad, pero no para soportar peso.

1

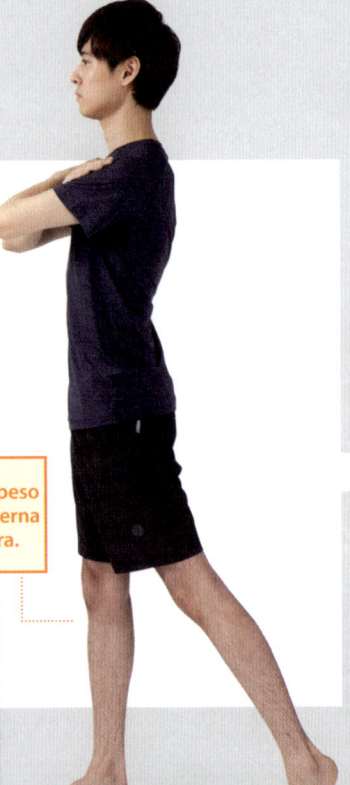

Ponte de pie, cruza los brazos por delante del pecho y pon la espalda recta. Da medio paso hacia atrás con una de las piernas y apoya solo los dedos del pie.

Coloca tu peso sobre la pierna delantera.

| Variación |

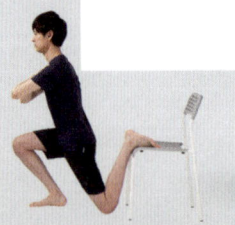

Si este ejercicio te resulta fácil y tienes buen equilibrio, atrévete a probar la sentadilla búlgara. Es igual que la sentadilla a una pierna, pero el pie de la pierna de atrás descansa sobre el asiento de una silla.

2 Inspira y baja el cuerpo durante 2 o 3 segundos, y detente justo antes de que la rodilla de la pierna trasera toque el suelo. Inclínate hacia delante manteniendo la espalda recta para colocar todo tu peso sobre la pierna delantera. Recupera la posición inicial durante 1 o 2 segundos. Haz 10 repeticiones para completar una serie. Alterna ambas piernas hasta completar 3 series con cada una, y realiza los intervalos de descanso entre serie y serie.

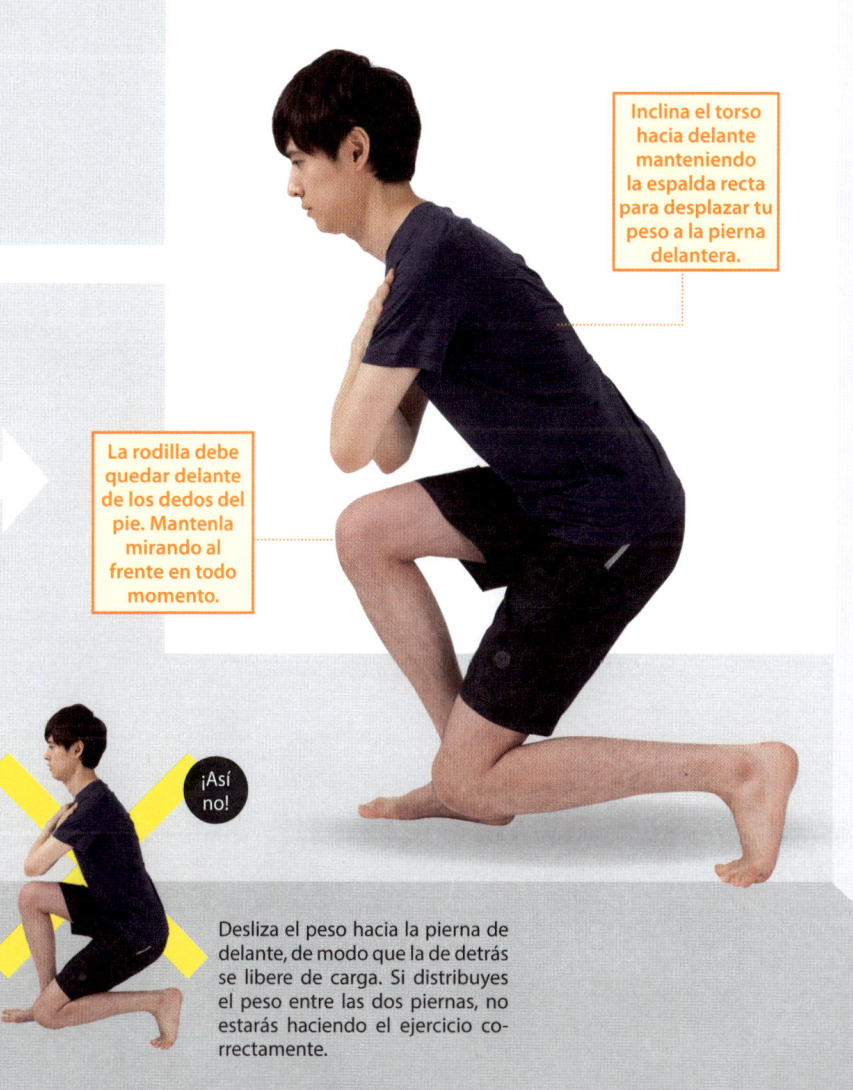

Inclina el torso hacia delante manteniendo la espalda recta para desplazar tu peso a la pierna delantera.

La rodilla debe quedar delante de los dedos del pie. Mantenla mirando al frente en todo momento.

¡Así no!

Desliza el peso hacia la pierna de delante, de modo que la de detrás se libere de carga. Si distribuyes el peso entre las dos piernas, no estarás haciendo el ejercicio correctamente.

Flexiones *(Push Ups)*

Por cada pierna:

10 ✕ **3**

Repeticiones   Series

Intervalo de descanso
30-90 segundos

\ **Toma nota** /

Las flexiones son el ejercicio por excelencia para trabajar la musculatura del tren superior, pues implican los pectorales mayores, deltoides, tríceps y demás grupos musculares. Cuando domines el ejercicio, aumenta la carga separando las rodillas del suelo para formar una tabla con todo el cuerpo.

1 Ponte de rodillas y coloca los pies de forma que solo los dedos estén en contacto con el suelo. Acto seguido, apoya las manos en el suelo separándolas a la anchura de los hombros, con los dedos separados entre sí y girando las muñecas hacia fuera.

Espalda recta.

Separa los dedos y gira las manos de forma que miren levemente hacia afuera.

Separa las rodillas al ancho de las caderas. Los muslos están perpendiculares al suelo.

Coloca las manos en el suelo y sepáralas a la anchura de los hombros.

2 Mientras inspiras, flexiona los codos durante 2 o 3 segundos para acercar el pecho al suelo, y mete los omóplatos hacia dentro (lo ideal es mantener los codos en un ángulo de 90º). Espira y recupera la posición inicial durante 1 o 2 segundos. Haz 10 repeticiones para completar una serie. Realiza 3 series con sus intervalos de descanso.

Mantén la espalda recta.

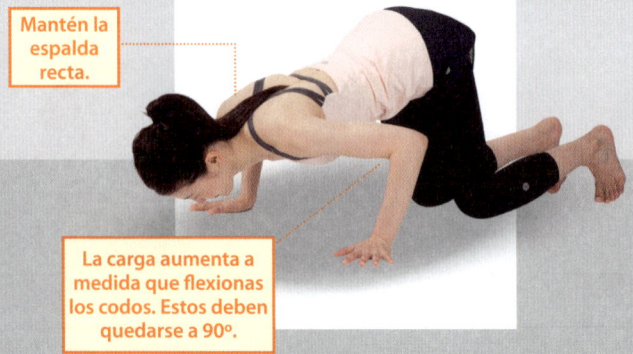

La carga aumenta a medida que flexionas los codos. Estos deben quedarse a 90º.

Flexiones inversas

Por cada pierna:

10 ✕ **3**

Repeticiones   Series

Intervalo de descanso
30-90 segundos

\Toma nota/

Este ejercicio sirve para trabajar la musculatura de la espalda, en especial el dorsal ancho. Para ejecutarlo correctamente, el truco está en no desplazar el peso hacia las piernas; son los brazos y la espalda las partes que trabajan.

1 Dobla las rodillas y eleva y entrecruza los pies en el aire para que tu espalda y tus muslos formen una línea recta. Las rodillas, junto con las manos, serán tus puntos de apoyo.

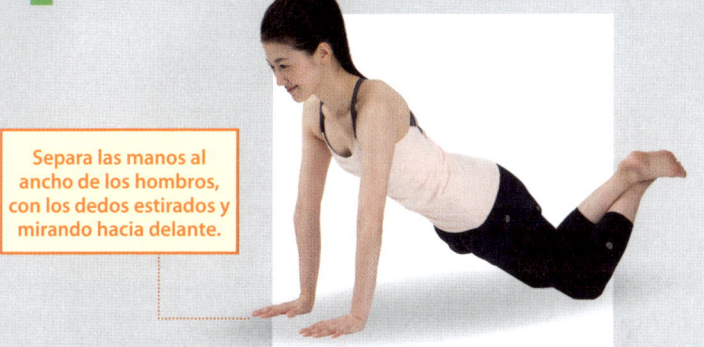

Separa las manos al ancho de los hombros, con los dedos estirados y mirando hacia delante.

2 Mantén el peso en tus manos, inspira mientras te tomas 2 o 3 segundos para bajar la cabeza y tirar de las caderas hacia atrás a medida que acercas el pecho al suelo. Espira y recupera la posición inicial durante 1 o 2 segundos. Haz 3 series de 10 repeticiones cada una, respetando los intervalos de descanso entre serie y serie.

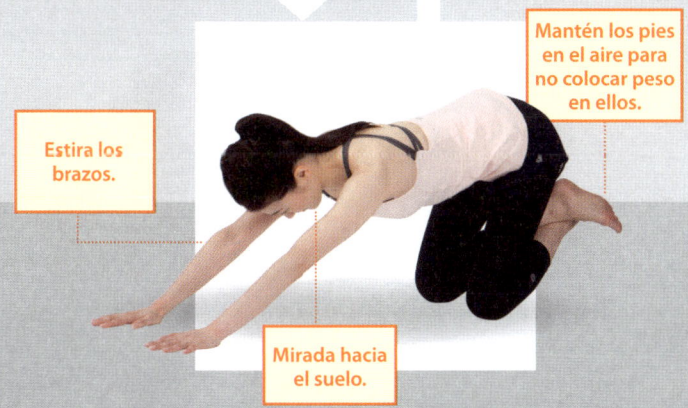

Mantén los pies en el aire para no colocar peso en ellos.

Estira los brazos.

Mirada hacia el suelo.

Abdominales

Por cada pierna:

10 ✕ **3**

Repeticiones   Series

Intervalo de descanso
30-90 segundos

\Toma nota/

Los abdominales trabajan los músculos de la pared abdominal, los rectos y los oblicuos. Es, quizá, el ejercicio más conocido por todo el mundo, pero, para que sea eficaz, los abdominales deben hacerse como veremos a continuación. Presta especial atención a la ejecución y al ritmo.

1 Túmbate boca arriba con las piernas separadas a la anchura de las caderas y con las rodillas dobladas a 90º. Coloca las manos por detrás de la nuca sin entrelazarlas y eleva los codos para acercar los brazos a la cabeza.

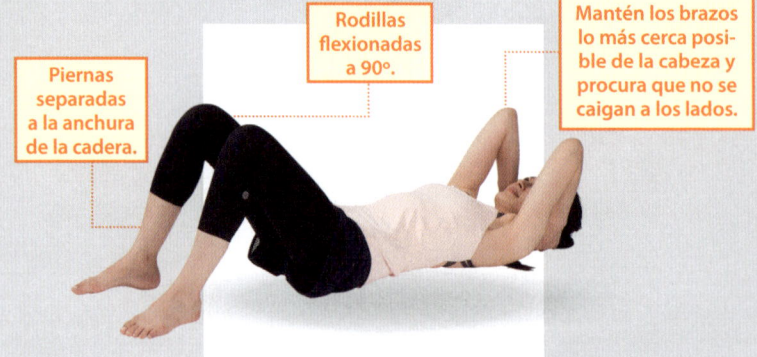

Rodillas flexionadas a 90º.

Mantén los brazos lo más cerca posible de la cabeza y procura que no se caigan a los lados.

Piernas separadas a la anchura de la cadera.

2 Espira durante 1 o 2 segundos y curva la espalda para elevar los hombros del suelo. Inspira y tómate 2 o 3 segundos para recuperar la posición inicial. Haz 3 series de 10 repeticiones cada una con sus correspondientes intervalos de descanso entre serie y serie.

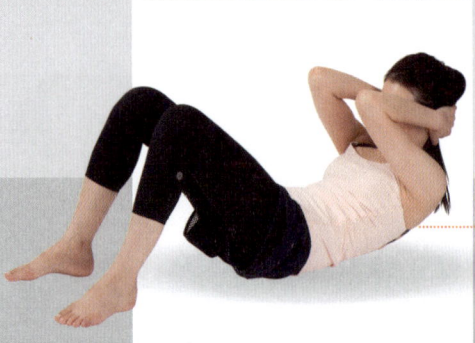

Eleva la espalda sin despegar los pies del suelo.

Opción 4

Extensiones lumbares

Por cada pierna:

10 ✕ **3**

Repeticiones   Series

Intervalo de descanso
30-90 segundos

\Toma nota/

Las extensiones lumbares sirven para trabajar la zona lumbar, en concreto, los músculos erectores de la columna vertebral. Te ayudarán a fortalecer el tronco, mejorar la postura y prevenir el dolor de espalda.

1 Túmbate boca abajo, pon una mano sobre la otra y apoya la barbilla en ellas. Separa las piernas a la anchura de las caderas.

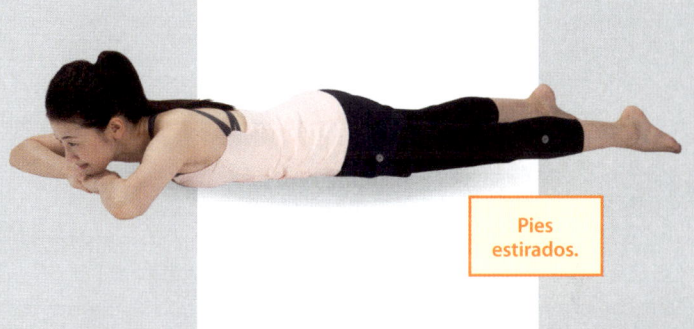

Pies estirados.

2 Espira durante 1 o 2 segundos para elevar el torso del suelo. Inspira durante 2 o 3 segundos para regresar a la posición inicial. Haz 3 series de 10 repeticiones cada una con intervalos de descanso entre serie y serie.

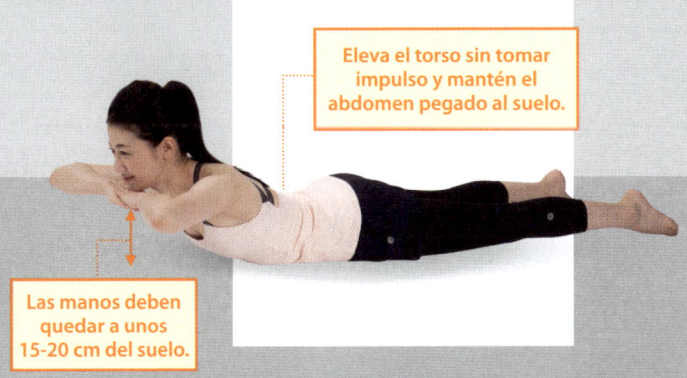

Eleva el torso sin tomar impulso y mantén el abdomen pegado al suelo.

Las manos deben quedar a unos 15-20 cm del suelo.

Tus objetivos son los que determinan tu éxito o fracaso

Quieres perder peso, pero sientes que abandonarás el programa en cualquier momento. Si ese es tu caso, puede que el problema sea que no has determinado tu objetivo correctamente. Antes de hacer nada, tienes que fijarte un objetivo asequible que te impida abandonar la rutina y caer en el efecto rebote.

Al escuchar las numerosas trabas que la gente experimenta a la hora de mantener una rutina y por las que la abandonan, observé que tienen dos cosas en común: una baja motivación y haberse fijado un peso objetivo poco específico o inadecuado.

Tu objetivo debe responder a un pensamiento concreto como, por ejemplo, «quiero ponerme unos vaqueros de x talla», para que te resulte más fácil mantener la motivación. Además, dicho objetivo debe ser realista.

El ritmo adecuado para perder peso es de un 1 % del peso corporal a la semana, por lo que, si pesas 50 kg, puedes permitirte bajar 0,5 kg a la semana. Perder peso de forma controlada y lenta es beneficioso para la salud y evita el efecto rebote. Por el contrario, si bajas de peso a un ritmo más acelerado, perderás músculo y es más probable que experimentes un estrés físico y mental que te hará fracasar casi con total seguridad.

Calcula y fija de antemano cuánto peso quieres perder y en qué plazo de tiempo. Ten en cuenta que las mujeres con unos niveles de grasa corporal inferiores al 16 % de su peso corren el riesgo de sufrir amenorrea y pérdida de densidad ósea, por lo que es importante que el objetivo que te marques se mantenga dentro de unos niveles saludables.

ACELERA LOS RESULTADOS CON UNA ALIMENTACIÓN CORRECTA

Unas pautas dietéticas y los alimentos adecuados son el complemento perfecto para que bajes de peso más rápido con el programa de 4 semanas.

Mejora los resultados del programa de 4 semanas acompañándolo de una buena alimentación

El ejercicio por sí solo no basta para perder peso, debe ir acompañado de cambios sustanciales en la dieta. Recuerda que, si ingieres más calorías de las que consumes, no bajarás de peso.

Pongamos, por ejemplo, que ingieres unas 80 kcal al día de más; a lo largo del año (80 kcal x 365 días) ganarás unas 29 200 kcal. Si para ganar 1 kilo se necesitan aproximadamente 7 200 kcal, eso significa que habrás ganado 4 kilos en un año. En cambio, si pierdes 80 kcal cada día, perderás 4 kilos en un año. A pesar de que es imprescindible seguir ciertas pautas alimentarias, forzarse a cumplirlas puede provocar estrés y frustración.

A continuación, te propongo unos pequeños cambios con los que reducir la ingesta de calorías sin apenas esfuerzo y que podrás incorporar a tus hábitos alimenticios siguiendo el programa de 4 semanas.

- Semana 1: beber mucha agua.
- Semana 2: semana 1 + reducir ingesta de grasa, azúcar y alcohol.
- Semana 3: semana 1 + semana 2 + KAS *(konjac,* algas y setas)
- Semana 4: semana 1 + semana 2 + semana 3 + consumir proteínas en cada comida.
- Combinando las sentadillas con unos hábitos alimenticios adecuados conseguirás la figura que tanto deseas en tan solo 4 semanas.

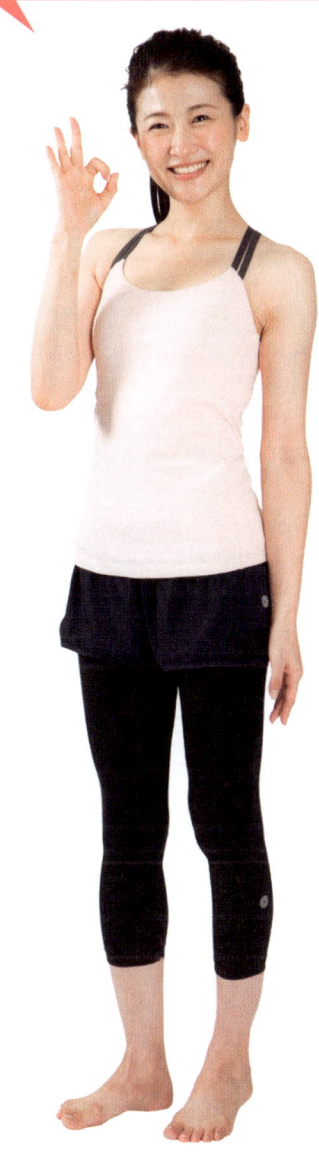

Bebe 1 litro más de agua al día

El agua es la bebida sin calorías por excelencia. Puedes beber toda la que quieras, pues no se convierte en calorías ni en grasa; además, beber agua tiene múltiples beneficios. Quienes afirman que engordan bebiendo agua lo dicen sin darse cuenta de que, por evitar beber agua, consumen bebidas altas en calorías, como las bebidas azucaradas y el alcohol.

Una de las virtudes del agua es que reduce el apetito. Beber unos 250 ml de agua antes de comer reduce el volumen de alimentos que pueden entrar en el estómago, lo que modera el apetito. Además, evita la deshidratación que a menudo causan las restricciones alimentarias. Cuando el organismo no cuenta con suficiente agua, la circulación se ralentiza, y eso impide que llegue suficiente oxígeno a las células. La ingesta de agua es fundamental para perder peso, pero, sobre todo, para gozar de buena salud.

Además de agua, puedes tomar otras bebidas sin calorías ni alcohol, como agua caliente, té de cebada e infusiones. Por el contrario, te desaconsejo tomar tés chinos como el té pu'er, el té verde, el té negro y el café, porque contienen cafeína. Si no la has probado nunca, te animo a probar el agua con gas, ya que produce un efecto saciante. En esta primera semana del programa, bebe al menos 1 litro más de agua al día de lo que sueles beber habitualmente.

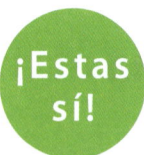

¡Estas sí!

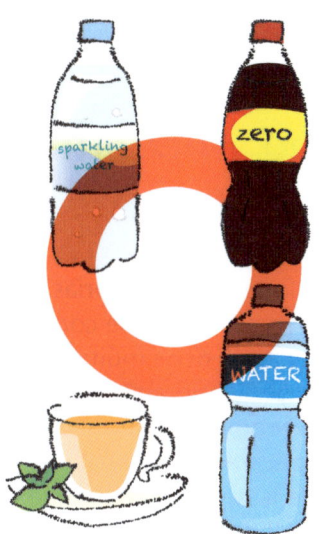

Bebe 1 litro más al día de bebidas sin calorías ni cafeína o alcohol. El agua, el agua caliente, el té de cebada y las infusiones serán tus grandes aliadas. El agua con gas también es una buena opción por su efecto saciante.

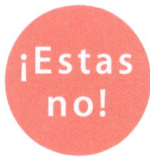

¡Estas no!

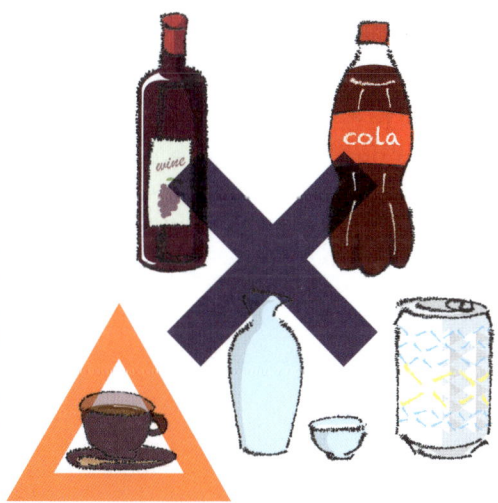

Las bebidas a evitar a toda costa son las que contengan alcohol y las bebidas azucaradas. El café y los tés negro, verde y chino contienen cafeína y deben tomarse con moderación.

Controla las cantidades
que tomas

El reto de la segunda semana del programa es reducir todo lo posible la ingesta de calorías. Mucha gente suele llevar una dieta con exceso de calorías, y esto puede deberse a uno o varios de los siguientes factores:

- Comer alimentos muy grasos (lípidos).
- Comer muchos carbohidratos (dulces).
- Beber habitualmente alcohol (eleva los niveles de azúcar en sangre).

¿Y tú, tiendes a comer o beber demasiado de aquello que te gusta?

Las grasas tienen más del doble de calorías (9 kcal/g) que el azúcar y las proteínas (4 kcal/g). El azúcar, presente en todos los dulces, eleva los niveles de glucosa en sangre poco después de su ingesta, antes de convertirse en grasa. Por su parte, el alcohol eleva los niveles de glucosa en sangre, al igual que el azúcar, y es la primera fuente de energía que usa nuestro cuerpo, por lo que la grasa que queremos quemar permanece intacta.

En esta segunda semana, el reto consiste en reducir gradualmente estos pequeños caprichos para disminuir el consumo de calorías. Tampoco es necesario que pierdas la cabeza calculando las calorías de lo que comes.

Por ejemplo, puedes comer la mitad del dónut que sueles tomarte a media tarde, o salir a beber con tus compañeros de trabajo en días alternos. ¡Aplica el truco de reducir a la mitad en todo lo que se te ocurra!

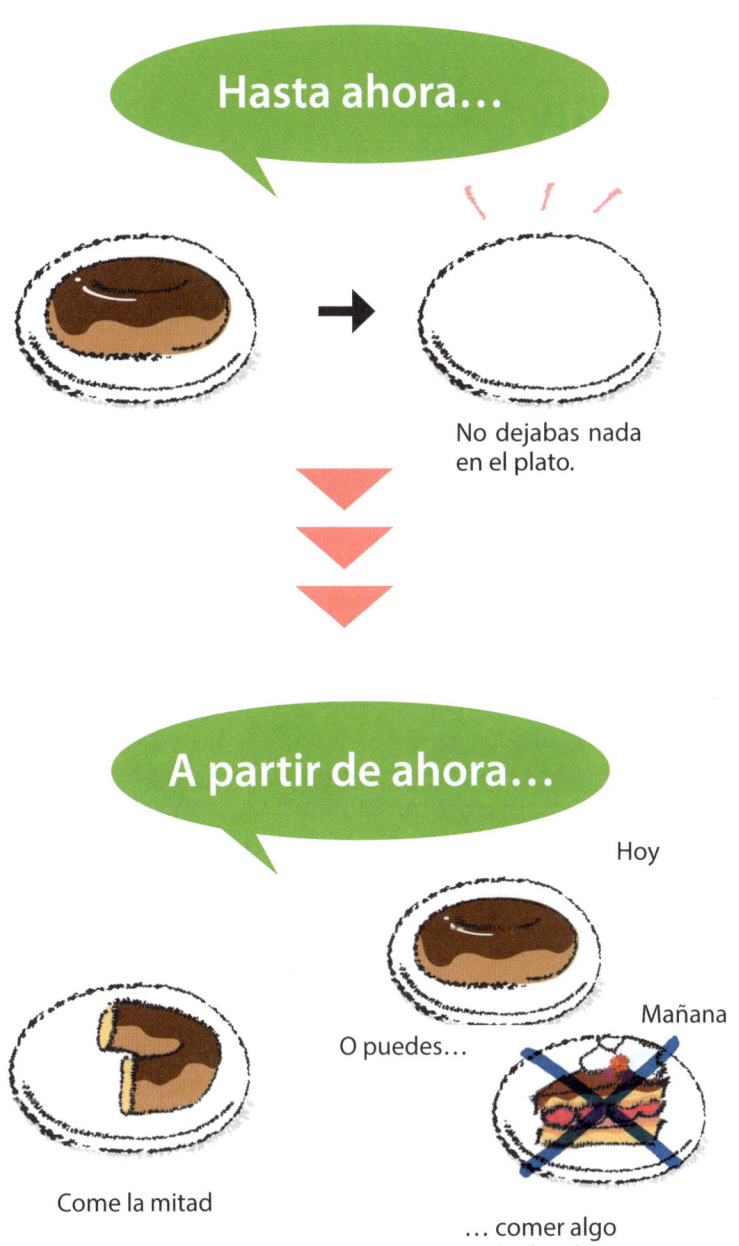

☑ **Pautas para adelgazar en la 3.ª semana**

Añade KAS a tu dieta

En la tercera semana toca introducir en tu dieta tres alimentos que te ayudarán a reducir calorías a la par que tonifican el cuerpo: el *konjac,* las algas y las setas.

Estos tres alimentos contienen sobre todo agua y fibra dietética, por lo que producen un alto efecto saciante y ralentizan la absorción de carbohidratos y grasas, lo que evita que los niveles de glucosa en sangre se disparen en un lapso breve de tiempo. Además, sirven de alimento a las bacterias buenas del intestino y alivian el estreñimiento, lo que los convierte en los alimentos perfectos para perder peso y gozar de una buena salud.

Las algas tienen un alto contenido de agua, un 90 % aproximadamente, además de fibra dietética soluble y minerales, como el potasio y el sodio. Las setas, como el *shiitake* y el *enoki,* también son ricas en agua y fibra dietética insoluble. El *konjac,* extraído de las raíces de un tubérculo, contiene fibras no digeribles, pero solubles en agua, que se hinchan al entrar en contacto con ella. Es un alimento de propiedades sorprendentes que está compuesto en un 97 % de agua.

Este trío de ingredientes recibe la denominación «KAS», acrónimo formado por sus iniciales. No obstante, debes saber que no puedes alimentarte solo de esto, pues no son lo suficientemente nutritivos por sí solos. Incorpóralos a una dieta sana y equilibrada que te aporte todos los nutrientes que necesitas, por ejemplo en forma de sopas, caldos o guarniciones para reducir la ingesta de calorías y beneficiarte de su efecto saciante.

Las KAS que no pueden faltar en tu dieta

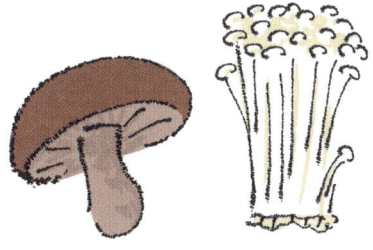

Setas

Un ingrediente muy versátil que pude usarse en una gran variedad de platos, como la pasta, gratinados o *risotto,* o como guarnición, en sopas y caldos. Las setas *shiitake* y los *enoki* secos dan sabor y producen un efecto saciante.

Algas

Forman parte de una gran variedad de encurtidos y platos japoneses, como el *mozuku* con salsa *sambaizu* y la ensalada de algas, o platos calientes como la sopa de miso con alga *wakame,* la sopa con ñame machacado, el *hijiki* y el *kombu.* Prueba a añadir unas pocas a todas tus comidas.

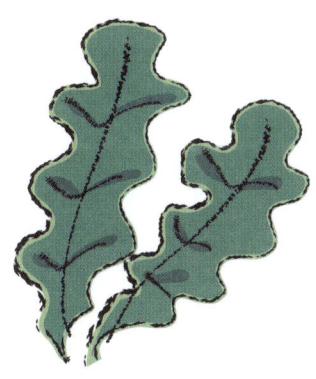

Konjac

La pasta de *konjac* y la de *shirataki* tienen los mismos ingredientes. Se pueden añadir a los guisos, junto con carne y patatas. Cortando el *shirataki* en pedacitos y añadiéndolo al arroz aumentarás su volumen. También puedes preparar otros platos que, además, son muy fáciles de hacer, como el *oden,* *sashimi* de *konjac* o *dengaku.*

Las proteínas, siempre presentes en tus comidas

Al fin hemos llegado a la cuarta y última semana del programa. En esta semana debes cumplir con los retos de las anteriores y, como nuevo reto, añadir proteínas a todas las comidas que hagas.

Nuestro cuerpo está formado por agua, grasas y proteínas. Estas últimas son un nutriente esencial en la formación de células de los músculos, los huesos, la sangre y la piel, entre otros. Si tu objetivo es ganar masa muscular y perder peso de forma saludable, necesitas sumar proteínas a tu dieta.

Sin embargo, el cuerpo no puede absorber grandes cantidades de proteínas. El exceso de proteínas se excreta una vez ingeridas, no se almacena; por eso es importante garantizar un aporte constante de las mismas en cada comida.

Puedes elegir como plato principal algo de carne, pescado o marisco. Hay personas a quienes les gusta desayunar *natto*, pero el aporte proteico de la soja es muy bajo, por lo que puedes añadirle huevos, leche o yogur.

En caso de que elijas carne, puedes comer muslos, filetes o chuletas de pollo. En cuanto al pescado, opta por los que sean bajos en grasa, como los pescados blancos, o marisco, como los calamares y el pulpo, pero siempre con moderación, pues la restricción extrema de grasas hace que aumente el apetito y aparezcan efectos negativos para la salud, como posibles desequilibrios hormonales.

Composición del cuerpo humano

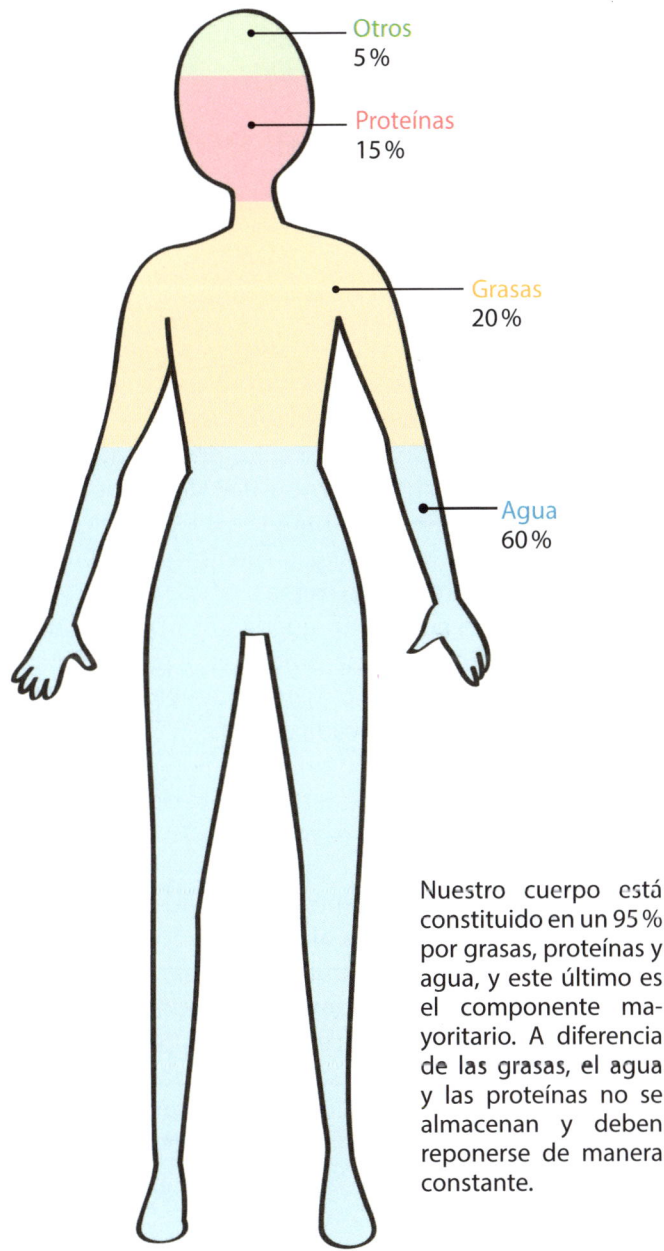

Otros
5 %

Proteínas
15 %

Grasas
20 %

Agua
60 %

Nuestro cuerpo está constituido en un 95 % por grasas, proteínas y agua, y este último es el componente mayoritario. A diferencia de las grasas, el agua y las proteínas no se almacenan y deben reponerse de manera constante.

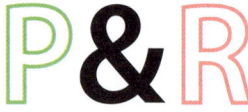
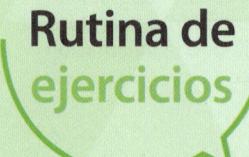

Rutina de ejercicios

P

¿Cuál es el mejor momento del día para hacer las sentadillas?

———— **R** ————

El mejor momento es alrededor de las cuatro de la tarde, cuando el sistema nervioso simpático está más activo, pero si trabajas y no puedes hacer ejercicio a esa hora, puedes realizar las sentadillas dos o tres horas después de haber cenado. Intenta cenar alrededor de las siete de la tarde para poder hacer ejercicio sobre las nueve o las diez de la noche, o toma un tentempié ligero hacia las cinco para entrenar a las siete. La cena debe tomarse después de hacer ejercicio y hay que evitar los alimentos básicos.

P

¿Cuándo empezaré a notar los resultados de este programa?

———— **R** ————

Tras la primera semana notarás un cambio en el tono muscular; después de la segunda, tu figura se verá diferente, pues se pierde grasa a la par que se mantiene la masa muscular; a la tercera semana, los cambios serán notorios incluso para la gente a tu alrededor.

P

¿Y si no tengo tiempo durante el día para hacer los ejercicios?

———— **R** ————

La única forma de sacar el máximo partido a las sentadillas es siendo constante. Es mejor que saques un ratito para hacerlas antes de irte a dormir que dedicar unas cuantas horas de tu día libre a hacer ejercicio. Con un único día de ejercicio no obtendrás los resultados que deseas.

P

Siento unas molestias que no son dolor muscular en algunas zonas…

R

Si después de hacer los ejercicios sientes molestias musculares fuertes, dolor en las articulaciones o en alguna otra zona del cuerpo, interrumpe la rutina y descansa unos días. Los efectos de los ejercicios duran una semana aproximadamente, así que no te preocupes y reposa. Reanuda las sesiones de entrenamiento cuando el dolor haya remitido; si el dolor o la inflamación persisten, acude a tu médico.

P

¿Puedo perder peso si ya he llegado a los cuarenta?

R

Se puede perder peso a los cuarenta y a los cincuenta. Las sentadillas aumentan la carga de trabajo de los músculos, lo que a su vez aumenta su volumen e incrementa el metabolismo basal. El metabolismo basal, que se encarga de regular la temperatura corporal y mantener nuestras funciones vitales básicas, consume el 60 % de la energía diaria de la que dispone nuestro cuerpo. A medida que nos hacemos mayores, tenemos menos masa muscular, por lo que los efectos derivados del incremento del metabolismo basal gracias a las sentadillas serán bastante significativos.

P

No consigo perder peso…

R

Si estás siendo constante con la rutina de ejercicios, lo más probable es que estés comiendo y bebiendo más de la cuenta. En los denominados periodos de estancamiento, fases en las que no se pierde peso, revisa tu alimentación y la intensidad de las sesiones de entrenamiento. Ten en cuenta que a las mujeres les cuesta más perder peso en la segunda mitad del ciclo menstrual, pero no es algo que deba alarmarte, pues es un mero problema de retención de líquidos.

¡Ronda de preguntas sobre la rutina de ejercicios y la alimentación!

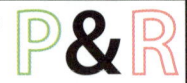

Pautas dietéticas

P

¿Puedo comer en cuanto termine de hacer las sentadillas?

R

Comer inmediatamente después de hacer ejercicio supone un gran esfuerzo para el tracto gastrointestinal, ya que la sangre se concentra en los músculos durante la actividad física y se reduce el flujo sanguíneo hacia los órganos internos. Sin embargo, como los ejercicios del programa de 4 semanas se realizan durante un lapso de tiempo muy breve, puedes comer después de entrenar.

P

¿Qué más debo vigilar en mi alimentación además de lo mencionado en el programa de 4 semanas?

R

Para evitar fluctuaciones bruscas en los niveles de glucosa en sangre, lo ideal es hacer cuatro comidas al día para que no pases demasiadas horas con el estómago vacío. Desayuna bien y cena ligero; para la comida, ingiere una cantidad de alimentos proporcional (ni tanto como en el desayuno ni tan poco como en la cena). Cuando te hayas acostumbrado a ello, puedes considerar la idea de reducir la cena y añadir una merienda compensatoria por la tarde.

P

¿Hay algo más que deba hacer para que el programa sea efectivo?

R

Si reduces el estrés, controlarás más tus impulsos por comer en exceso y, por tanto, el programa será mucho más efectivo. Darse un baño alivia el estrés y, además, la presión del agua y la flotabilidad mitigan rápidamente la fatiga muscular. Date el placer de disfrutar de un buen baño.

P

Quiero reducir el abdomen, ¿tengo que hacer algo en especial?

———————— R ————————

El abdomen suele volverse flácido al perder fuerza, pero en casos extremos este cambio puede estar relacionado con una acumulación de grasa subcutánea o visceral, prolapso de los órganos internos, una mala postura o estreñimiento. Todo ello puede corregirse gracias a las sentadillas.

P

¿Qué hago si pierdo la motivación?

———————— R ————————

Existen cuatro formas de recuperar la motivación:
1. Recuerda lo que quieres conseguir una vez hayas perdido peso y que te empujó a querer empezar el programa.
2. Establece un peso objetivo realista y saludable.
3. Compártelo con gente cercana a ti, así te costará más tirar la toalla.
4. Registra los cambios que vayas notando, tanto de peso como en tu figura.
Los puntos 1 y 2 los hemos tratado en profundidad a lo largo de este libro. Las redes sociales y algunas aplicaciones pueden ayudarte con los puntos 3 y 4, así como a mantener la motivación.

P

¿Hay alguna pauta de sueño que me ayude a perder peso?

———————— R ————————

Dormir poco aumenta la secreción de la hormona grelina, encargada de estimular el apetito, y disminuye la secreción de leptina, la hormona que reduce el apetito. Por este motivo, la falta de sueño aumenta nuestro apetito. Así que ya lo sabes: el secreto para que una dieta funcione es evitar trasnochar y dormir bien.

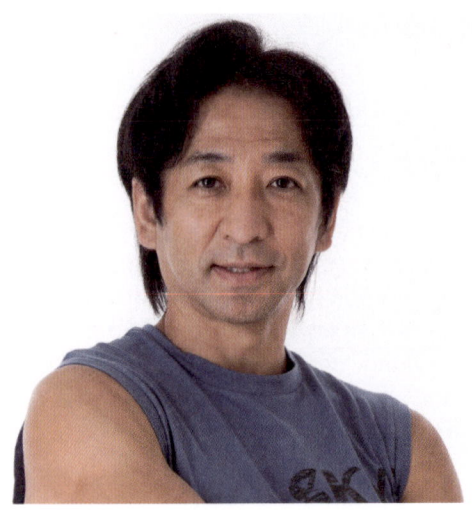

Shinji Sakazume

Nació en 1966 en Niigata, Japón. Licenciado por la Facultad de Letras y Ciencias de la Universidad de Yokohama, fundador de Sport & Science, especialista en fuerza y acondicionamiento físico por la NACA. Ha entrenado a atletas profesionales, imparte clases en escuelas deportivas y ha asesorado y supervisado contenido relativo al deporte en diversos medios de comunicación, entre ellos, la revista *Tarzán* (Magazine House). También es autor de numerosos libros sobre estilo de vida y deportes, como *Un cuerpo ideal en 3 minutos,* también de Kitsune Books.

Blog oficial: https://ameblo.jp/s-s1996/

Esperamos que haya disfrutado de
La magia de las sentadillas, de Shinji Sakazume,
y le invitamos a visitarnos
en www.kitsunebooks.org,
donde encontrará más información
sobre nuestras publicaciones.

Recuerde que también puede seguir
a Kitsune Books en redes sociales
o suscribirse a nuestra *newsletter.*

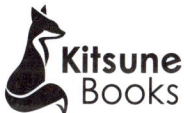

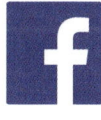   

  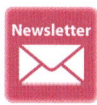